DE LA
MYÉLITE AIGUË

PAR

LE Dr G. DUJARDIN-BEAUMETZ

Médecin des Hôpitaux.

PARIS

GERMER BAILLIÈRE, LIBRAIRE-ÉDITEUR

17, RUE DE L'ÉCOLE-DE-MÉDECINE, 17

—

1872

DE LA

MYÉLITE AIGUË

PARIS. — IMPRIMERIE FÉLIX MALTESTE ET Cie.
22, rue des Deux-Portes-Saint-Sauveur.

DE LA

MYÉLITE AIGUË

PAR

LE D G. DUJARDIN-BEAUMETZ

Médecin des Hôpitaux.

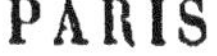

PARIS

GERMER BAILLIÈRE, LIBRAIRE-ÉDITEUR

17, RUE DE L'ÉCOLE-DE-MÉDECINE, 17

1872

INTRODUCTION

Au commencement de ce siècle, la myélite était encore confondue avec les différentes maladies de la moelle. Ses lésions, ses symptômes, ses formes, sa marche étaient à peine connus. S'ils le sont moins imparfaitement aujourd'hui, c'est grâce à la féconde et énergique impulsion donnée aux études médicales par l'école anatomo-pathologique, l'une des gloires de cette Faculté.

Au moment où la science enregistrait les premières observations micrographiques, au moment où les théories diverses sur la pathogénie de l'inflammation naissaient et se succédaient tour à tour, il était à craindre que l'on ne se préoccupât trop exclusivement de questions théoriques et que l'imagination des chercheurs armés de leur microscope ne fît tort à l'observation clinique. C'est ce qui ne manqua pas d'arriver; et l'on vit les médecins, divisés en deux camps également exclusifs, se reprocher mutuellement de tout sacrifier, les uns à la clinique, les autres à l'observation de cabinet.

Aujourd'hui il n'en est plus de même : par le fait d'une saine alliance de la clinique et de l'observation à l'amphithéâtre, on commence, après bien des efforts, à expliquer les actes normaux par des propriétés de tissus, et la plupart des symptômes par des lésions. La physiologie normale et pathologique cherche à s'éclairer par l'expérimentation sur l'animal vivant ; et, de toutes ces études, naît, comme résultante, une plus juste interprétation des maladies.

L'école de la Salpêtrière peut réclamer, à juste titre, une large part dans ce beau résultat. Nous lui devons des notions précises sur un grand nombre de maladies, et surtout sur les maladies du système nerveux. Nous ne pouvons oublier ses remarquables travaux sur les apoplexies, la *paralysis agitans*, la sclérose en plaques généralisée, les myélites, etc.

Nous devons ajouter que nous avons puisé bon nombre des matériaux de cette thèse dans des notes inédites que M. Charcot a mises à notre disposition avec son obligeance habituelle. Nous sommes heureux de pouvoir lui en exprimer, dès le début de ce travail, notre vive et profonde reconnaissance.

HISTORIQUE

On a voulu faire remonter jusqu'à Hippocrate les premières notions sur l'inflammation de la moelle, qu'il aurait désignée sous le nom de *pleuritidis dorsalis.*

Hippocrate, en effet, dans plusieurs chapitres de ses œuvres, parle, mais d'une manière très-vague, des affections de la moelle; il insiste sur la fluxion possible de cet organe (1) et il indique, d'une façon précise, les désordres qui surviennent lorsque la moelle est malade, désordres qui sont caractérisés essentiellement par la perte de sensibilité et de motilité des membres inférieurs.

Celse et Arétée ajoutèrent peu de chose à cette description, et il faut arriver jusqu'à Galien, qui a consacré deux chapitres à l'étude des maladies de la moelle épinière, pour avoir une donnée à peu près exacte sur l'ensemble des connaissances que possédaient les médecins de l'antiquité, ensemble d'ailleurs très-restreint, sur les affections médullaires.

_____

(1) Œuvres d'Hippocrate, traduction Littré. *Des lieux dans l'homme,* t. VI, p. 295 et 309.

Et cependant ces connaissances furent les seules que posséda la médecine jusqu'à la fin du xviiie siècle.

C'est en Italie que les travaux sur ce sujet prirent dès le début une grande activité. P. Frank (1), en poétisant les fonctions de la moelle, appela de nouveau l'attention sur les maladies de cet organe (1791) et en étudiant dans son abrégé de pathologie (2) l'encéphalite, il jetait les premières bases de l'étude de l'inflammation de la moelle. Puis vinrent les travaux de Macari (1810) (3) et de Bergamaschi (1810) (4); le premier décrivait l'inflammation de la moelle et de ses enveloppes sous le nom de *spinitis*, le second publiait sur le même sujet des observations recueillies à l'hôpital de Pavie.

En France, à peu d'années de distance, étaient soutenues devant les Facultés de Paris et de Montpellier les premières thèses sur l'inflammation de la moelle : Desfray (1813) (5) et Clot (1820) (6), les auteurs de ces travaux prirent pour titre de leurs mémoires : *de la spinitis.*

En Allemagne, après le travail de Hæfner (1799) (7), de Heer (1813) (8), vinrent les thèses inaugu-

(1) FRANK. *De vertebralis columnæ in morbis dignitato oratio.* Papiæ, 1791 (*Delectus opusculorum medicorum*). Ticini, t. II, page 1.

(2) FRANK. *De cur. hom. morbis Epitome; de Inflamm.*, lib. II. Maulseim, 1792, p. 48.

(3) MACARI. *Annales cliniques de Montpellier*, 1810, t. XXII, p. 1.

(4) BERGAMASCHI. *Osserv. sulla inflammazione della spinale midolla e delle sue membrane:* Pavia. 1810. *Sulla mielitide sternica e sul tetano.* Pavia, 1820.

(5) DESFRAY. Thèses de la Faculté de Paris, 1813, n° 161.

(6) CLOT. Thèses de la Faculté de Montpellier, 1820, n° 54.

(7) HÆFNER. *Diss. de medullæ spin inflamm.* Masb, 1799.

(8) HEER. *Diss. de inflamm. medullæ spin.* Erlangen, 1813.

rales de Harless (1814) (1) et de Klohss (1820) (2) qui repoussèrent l'expression vicieuse de spinitis et adoptèrent celle désormais classique de myélite ou myélitis.

Cette tentative ne fut pas immédiatement couronnée de succès. Nous voyons Hildenbrand (1822) (3), repousser ce mot de myélite et en adopter un beaucoup plus barbare et beaucoup plus long, celui de notæomyelitis (μυελον νοταιον, moelle dorsale) et Joseph Frank (1821) (4), qui rassemblait sous le nom de rachialgie toutes les affections de l'épine dorsale, qualifiait de rachialgite celles qui étaient inflammatoires. Malgré tous ces travaux, grande était encore la confusion, et l'article fort complet de ce dernier auteur nous montre quelles difficultés on rencontrait alors pour séparer les affections qui frappaient les diverses parties constituantes de l'épine dorsale. Non-seulement les lésions de la moelle et de ses enveloppes, mais encore les déformations et les lésions du canal osseux étaient confondues dans une même description. Cette obscurité provenait surtout de l'état peu avancé des connaissances anatomo-pathologiques, rendues plus pénibles encore à acquérir par l'exploration difficile de la moelle. Aussi Frank insiste-t-il longuement sur la marche à suivre pour ouvrir le canal rachidien et sur des procédés qu'ont employés Cassebohm, Cruse, Hesselbach, Ackermann, Oechy et Lobenwein.

---

(1) HARLESS. *Dissertat. inaugur. de myelitide.* Erlangen, 1814.

(2) KLOHSS. *De myelitide.* Halle, 1820.

(3) HILDENBRAND. *Institutiones pratico-medicæ.* Viennæ, Austriæ, 1822, t. III, p. 97.

(4) FRANK. *Traité de pathologie interne,* traduction de Bayle, t. III, p. 245 et 257.

Mais à partir de cette époque, les observations de myélite se multiplient ; les lésions mieux constatées, les symptômes mieux observés permettent de séparer la myélite de la méningite et d'établir même, grâce à la marche des accidents, une distinction entre la myélite aiguë et la myélite chronique. Il devient alors difficile, tant le nombre des observateurs augmente, de les signaler tous. Voici les principaux noms qu'on trouve cités dans le savant article de M. Gintrac (1) : Pinel (2), Velpeau (3), Brierre (4), Honoré (5), Bouillaud (6), Cruveilhier (7), Buet (8), Hutin (9), Gassaud (10), Burnet (11), Raikem (12), Hache (13), Duparcque (14), Maisonneuve (15).

L'ouvrage considérable d'Ollivier d'Angers (1821) (16) termine cette première période en la complétant, et nous offre, en même temps qu'un immense recueil de

(1) GINTRAC. *Pathologie interne.* t. VIII, p. 688.

(2) PINEL. *Journal de physiologie* de MAGENDIE. 1821, t. I, p. 57.

(3) VELPEAU. *Revue médicale*, 1826, t. II, p. 148.

(4) BRIERRE. *Nouvelle bibliothèque médicale*, 1826, t. II, p. 187.

(5) HONORÉ. *Archives*, 1827, t. XIII, p. 412.

(6) BOUILLAUD. *Journal hebdomadaire*, 1828, t. I, p. 227; 1834, t. I, p. 384.

(7) CRUVEILHIER. *Anatomie pathologique*, 32e livraison. Pl. I et II, etc.

(8) BUET. *Journal complémentaire*, 1828, t. XXXI, p. 155.

(9) HUTIN. *Nouvelle bibliothèque médicale*, 1828, t. I, p. 37.

(10) GASSAUD. *Ibidem*, p. 333.

(11) BURNET. *Journal hebdomadaire*, 1829, t. V, p. 258.

(12) RAIKEM. *Répertoire d'anatomie*, de BRESCHET, t. I, p. 228; *Gazette médicale*, 1837, p. 659.

(13) HACHE. *Journal hebdomadaire*, 1833, t. XI, p. 274.

(14) DUPARCQUE. *Transactions médicales*, 1833, t. XI, p. 26.

(15) MAISONNEUVE. *Revue médicale*, 1833, t. III, p. 44.

(16) OLLIVIER D'ANGERS. *Maladies de la moelle*, t. II, p. 302; 3e édition, 1837.

faits, la première description exacte et complète, pour cette époque, de la myélite aiguë.

Abercrombie (1), en Angleterre, publie, quelques années plus tard (1828), un travail analogue, et réunit à son tour une intéressante série d'observations. A partir de ce moment, l'étude des inflammations de la moelle paraît intimement liée à celle des inflammations du cerveau ; aussi voyons-nous les doctrines professées sur la nature inflammatoire ou non du ramollissement du cerveau s'appliquer à l'étude des ramollissements de la moelle, et tandis que Lallemand, Bouillaud (2) et Ollivier d'Angers (3) soutiennent la nature toujours inflammatoire de ces ramollissements, Récamier et d'autres avec lui regardent cette même altération comme spéciale au système nerveux et tout à fait indépendante de l'inflammation. La plupart des médecins de cette époque semblent adopter, suivant en cela l'exemple d'Andral, de Calmeil (4), de Rostan (5), une opinion mixte et admettent des ramollissements inflammatoires et non inflammatoires. Les auteurs du Compendium (1845) (6), qui donnent un tableau complet des opinions professées à cette époque sur l'inflammation de la moelle, s'efforcent même de trouver des signes cliniques et anatomo-pathologiques qui leur

(1) ABERCROMBIE. *Maladies de l'encéphale et de la moelle*, 1828-35 ; trad. par Gendrin, p. 507.

(2) BOUILLAUD. Article Myélite, *Dictionnaire de médecine et de chirurgie pratique*, t. XI.

(3) OLLIVIER D'ANGERS. *Loc. cit.*, p. 306.

(4) CALMEIL. *Journal des Progrès*, t. XII, p. 133. Paris, 1828.

(5) ROSTAN. *Leçons sur la myélite aiguë.* Hôtel-Dieu, 1846 ; *Abeille médicale*, 1846, p. 247.

(6) *Compendium de médecine*, t. IX, p. 142.

perisettent d'établir, comme on l'a fait pour l'encéphale, des différences tranchées entre les deux variétés de ramollissements.

C'est dans cette même période qu'il faut inscrire le travail si remarquable d'un homme dont cette Faculté déplore la perte récente, nous voulons parler du travail sur les lésions traumatiques de la moelle de Laugier (1).

Signalons encore les thèses inaugurales de Frene (2), René Pellarin (3), Giraud (4), Pissard (5), Vallot (6), Tellier (7), Lacombe (8), Coiffier (9), Lagarrosse (10), Bailly (11) et Creisier (12), etc., etc.

C'est sur ces données que fut écrite l'histoire de la myélite aiguë dans les ouvrages classiques de pathologie interne de Valleix, Grisolle, Hardy et Béhier, Monneret, ainsi que dans l'article publié par M. Gintrac, en 1869 (13).

Mais l'étude de la myélite devait bientôt subir des modifications sous l'influence des progrès incessants que faisait l'étude de l'anatomie et de la physiologie de

---

(1) LAUGIER. Thèse de concours pour le professorat, 1848.

(2) FRENE. 1840. *Des caractères de la myélite aiguë*; thèse de Paris, n° 137, t. VII.

(3) PELLARIN. 1840. *Myélite aiguë*; thèse de Paris, n° 312, t. XIII.

(4) GIRAUD.   *Id.,*   *id.,*   *id.,*   381, t. VII.

(5) PISSARD.   *Id.,*   *id.,*   *id.,*   219, t. XIV.

(6) VALLOT.   1842.   *id.,*   *id.,*   33, t. VI.

(7) TELLIER. 1844. *Du pronostic de la myélite*, n° 20844.

(8) LACOMBE. 1844. Thèse de Paris, *de la myélite aiguë.*

(9) COIFFIER. 1852. Thèse de Paris, n° 59.

(10) LAGARROSSE. 1855. Thèse de Paris, n° 92.

(11) BAILLY. 1867. Thèse de Strasbourg.

(12) CREISIER. 1868. Thèse de Strasbourg.

(13) GINTRAC. 1869. *Loc. cit.*

la moelle épinière. Reprenant l'idée de Heuffel (1811)(1)
et d'Arnold (1838) (2), Virchow, Bidder, Kupffer, Stil-
ling, Kolliker, etc., démontraient d'une façon indubi-
table la présence du tissu conjonctif dans la moelle
et indiquaient l'importance de cette gangue conjonctive
pour la physiologie et surtout pour la pathologie. En
effet, la théorie de l'inflammation, alors dominante, et
qui faisait jouer le rôle principal aux vaisseaux et à
l'exsudat, venait de voir (1859) s'élever à côté d'elle
une théorie rivale où l'élément cellulaire était appelé à
prendre la première place. Cette théorie cellulaire ou
de l'irritation formative, dont Virchow s'est fait le créa-
teur et le défenseur, a été pour beaucoup dans les progrès qu'a faits l'étude de la myélite, non-seulement au
point de vue histologique, mais encore au point de vue
clinique. Elle a permis de rattacher aux inflammations
chroniques de l'axe cérébro-spinal des affections qui jusqu'alors en avaient été séparées, et nous voyons, par
exemple, les affections scléreuses de la moelle comprendre maintenant l'ataxie locomotrice, qui en avait été tout
d'abord nettement séparée.

Mais si l'importance des vaisseaux sanguins dimi-
nuait par rapport au processus inflammatoire, elle devenait considérable pour la production des phénomènes
de ramollissement de la substance nerveuse. Nous verrons dans la suite de ce mémoire qu'il nous faudra
peut-être compter avec ces faits pour expliquer la possibilité de certains ramollissements aigus de la moelle

(1) HEUFFEL. *Reils' Archiv.*, X, 1811.

(2) ARNOLD. *Bemerkungen über den Ban des Hirns und Rückenmarks.* Zurich, 1838.

qui n'auraient pas pour origine un travail inflammatoire.

L'élément conjonctif de la moelle n'était pas la seule
découverte de cette époque ; grâce aux travaux de
Lockhart-Clarke, Schilling, Schröder van der Kolk, etc.,
la structure des autres parties constituantes de cet
organe et leur texture étaient mieux connues de jour en
jour. La physiologie et l'anatomie microscopique se prê-
tant un mutuel concours, on eut bientôt un ensemble
de données à peu près complètes sur la moelle épinière,
et Jaccoud (1864) (1), dans son traité des paraplégies,
nous livrait un exposé clair et lumineux de ces connaissances.

Aucun de ces enseignements n'était perdu pour
l'étude de la myélite, ni en France ni à l'étranger.

En France, sous l'énergique impulsion de MM. Charcot et Vulpian, l'école de la Salpêtrière fournit bientôt
un nombre important de travaux sur cette partie de la
pathologie.

Tandis que, dans leurs cours (2) et dans les archives
de physiologie, les maîtres élucidaient les points jusqu'alors obscurs, leurs élèves publiaient des mémoires
intéressants à divers titres :

Cornil et Ranvier, par leurs perfectionnements dans
les modes d'investigations physiologiques, par leurs
examens répétés d'altération de la moelle, permettaient
de mieux apprécier les lésions de cet organe.

Bouchard (3), poursuivant et complétant les recher-

<hr>

(1) JACCOUD. *Des paraplégies et de l'ataxie*, 1864.

(2) CHARCOT. *Cours de la Salpêtrière sur les myélites*; leçons publiées
dans le *Mouvement médical* et leçons inédites.

(3) BOUCHARD. *Des dégénérations secondaires de la moelle*, 1866.

ches de Türck, nous montrait la marche des dégénérescences secondaires de la moelle.

Hayem (1), dans son mémoire sur l'encéphalite, nous éclairait sur la nature réelle des processus inflammatoires de la substance nerveuse cérébrale et préparait ainsi l'étude des lésions analogues de la moelle.

Prévost et Cotard (2), par leurs expériences sur le ramollissement de l'axe cérébro-spinal, nous fournissaient des données précieuses touchant le mécanisme et le mode de production de ces ramollissements.

Joffroy (3) publiait à la même époque, soit avec Chavot, soit avec Parrot, des examens microscopiques minutieux dans des cas de paralysie infantile.

II. Liouville (4), par son travail sur les anévrysmes miliaires et sur la méningo-myélite tuberculeuse, ouvrait encore des aperçus nouveaux à la science.

Couyba (5) appelait l'attention sur les troubles trophiques qui succèdent aux maladies de la moelle épinière.

Michaud (6) étudiait et la myélite dans le mal vertébral et les altérations que développe le tétanos dans l'axe spinal.

---

(1) HAYEM. *Etudes sur les formes anatomo-pathologiques.*

(2) PRÉVOST et COTARD, 1866, *Etudes physiologiques et pathologiques sur le ramollissement cérébral.*

(3) CHARCOT et JOFFROY. *Archives de physiologie,* 1870, t. III, p. 149; PARROT et JOFFROY. *Id.,* *id.,* p. 310.

(4) H. LIOUVILLE. *De la généralisation des anévrysmes miliaires,* 1871. — Contribution à l'étude anatomo-pathologique de la méningite cérébro-spinale tuberculeuse.

(5) COUYBA. *Des troubles trophiques dus aux lésions de la moelle et des nerfs,* 1871.

(6) MICHAUD. *Méningite et Myélite,* 1871. Lésions du système nerveux dans le Tétanos, 1871.

À tous ces travaux, qui sortaient de l'école de la Salpêtrière, il faut encore joindre les observations de myélite aiguë publiées par Hillairet (1), Voisin (2), Lancereaux (3), etc.

Mais l'anatomie pathologique n'était pas seule le but des recherches ; Brown-Sequard (1861) (4) s'efforçait, de son côté, de trouver des signes cliniques qui permissent de diagnostiquer, pendant la vie, les inflammations des différentes parties du rachis, et Jaccoud (1864) (5) complétait d'une façon magistrale les indications de pathogénie et de diagnostic en publiant, en 1869, le premier article sur la myélite aiguë qui fût en rapport avec les données actuelles de la science (6).

En Allemagne et en Angleterre, pendant la même période de temps, se publiaient des travaux importants. En Allemagne, Baumann (7), Lenhossek (8), Cohn (9), Finger (10), Hartmann (11), Jacksch (12), Oppol-

<hr>

(1) HILLAIRET. *Société de biologie*, t. II, 2e série, 1860.

(2) VOISIN, 1865. *De la méningo-myélite causée par le froid.*

(3) LANCEREAUX. *Anatomie pathologique*, t. II, observ., 275-276.

(4) BROWN-SÉQUARD. 1861. *Lectures on the diagnosis and treatment of the principal forms of Paralysis of the lower extremities.* Philadelphia, traduction de Gordon.

(5) JACCOUD. *Loc. cit.*

(6) JACCOUD. *Traité de pathol. interne*, t. I, p. 308.

(7) BAUMANN. *Ac. Perimyelitis.* Würtemb., Corr., Bl. 4, 1858.

(8) LENHOSSEK. *Beitr. zur pathol. Anat. d. R. N. Beil zur Oesten.* Zeitschr. f. pract. Heilkunde, 1859.

(9) COHN. *Dr. B. in Breslau. Klinik. d. embol. Gefässkrankheiten.* Berl., 1860.

(10) FINGER (Lemberg). *Hirn. u. R. M. Affectionen.* Prag., Vierteljahrsschr., LXVII, p. 155, 1860.

(11) HARTMANN. *Zur Pathogenie u. Therapie d. Spinalkrankhtn.* Deutsche Klinik, 11, 1860.

(12) JACKSCH.. *Ac Krankheiten d. R. M.* Prager, Vierteljahrsschrift LXVI, p. 110, 1860.

zer (1), Naumann (2), Rühle (3), Mannkopff (4), et
surtout Hermann Engelken (5), par sa thèse inaugurale sur la myélite aiguë, la première véritablement au
niveau des données actuelles de la science, apportaient
des éléments nouveaux et intéressants pour notre sujet.
Meryon (6), Burrows (7), Ogle (8), Hine (9), Radcliffe (10), en Angleterre, contribuaient aussi, par leurs
travaux et leurs observations, à faire progresser cette
partie de l'étude des phlegmasies de la moelle.

Résumé. — Si l'on veut maintenant résumer d'une
façon générale l'historique de la myélite, on voit qu'il
peut être divisé en trois grandes périodes : dans la
première, qui s'étend depuis Hippocrate jusqu'à Ollivier
d'Angers, les inflammations de la moelle sont confondues avec celles des enveloppes et les signes cliniques,
ainsi que ceux fournis par l'anatomo-pathologie, sont
peu nombreux et incertains.

Dans la seconde période, qui débute à Ollivier d'An-

(1) OPPOLZER. *Zur lehre v. d. Krankheiten d. R. M.* Allg. Wiener
med. Ztg., 22, 25, 29, 1859; *Krankheiten d. R. M. u. seiner Hüllen.*
Spit. Ztg., 10-14, 1859; *Krankhtn. d. R. M. u. seiner Hüllen.* Spit. Ztg.,
1-3, 1860; *Myelitis acuta.* Allg. Wien. med. Ztg., 16-17, 1861.

(2) NAUMANN. *Ac. Perimyelitis.* Med. centr. Ztg., XXXI, 37, 1862.

(3) RÜHLE. *Ueb. R. M. Erkrankungen.* Greifsw. med. Beitr., 1,
p. 1, 1863.

(4) MANNKOPFF. *Fall u. Myelitis acuta.* Berl., Klin. Wochenschr.,
1864.

(5) ENGELKEN. *Beitrag zur Pathologie der Acuten Myelitis.* Zürich,
1867.

(6) MERYON. *Practical and patholog. researches on the various forms
of paralysis.* London, 1860.

(7) BURROWS. *Myelitis and Paraplegie.* Med. Times and Gaz., 1861.

(8) OGLE. Med. Times and Gaz., 1864.

(9) HINE.   Id.   1865.

(10) RADCLIFFE. *Reynolds system of medecine*, I, 1868.

gers (1823), les faits sont mieux observés; les autopsies se multiplient; l'on sépare la myélite des méningites, et l'on s'efforce de trouver des caractères qui puissent permettre de différencier les ramollissements non inflammatoires de ceux qui résultent d'une phlegmasie de la moelle épinière.

Dans la troisième période, l'application du microscope à l'étude des affections médullaires permet d'établir d'une manière nette et précise la marche du processus inflammatoire, et de baser sur la connaissance de ces faits l'étude clinique de la myélite aiguë, étude qui se complète de jour en jour par les progrès de l'anatomie et de la physiologie.

La myélite aiguë voit son champ d'observation tout à la fois limité et agrandi: limité en ce que nous pouvons séparer la myélite aiguë non-seulement des inflammations à marche rapide qui frappent les enveloppes de la moelle, mais encore des autres altérations qui pourraient être confondues par leur aspect avec les lésions phlegmasiques de la moelle; agrandi, et c'est là un des points les plus intéressants de notre sujet, parce qu'il est possible aujourd'hui de faire entrer dans l'étude de ces myélites aiguës des affections qui en paraissaient bien éloignées. De même que l'on a, avec juste raison, fait rentrer l'étude de l'ataxie locomotrice, par exemple, dans l'étude des myélites chroniques, de même nous espérons pouvoir démontrer ici, par des preuves certaines, que la maladie qui a été décrite sous le nom de paralysie atrophique de l'enfance, de paralysie spinale infantile, de paralysie spinale antérieure de l'adulte, n'est qu'une myélite aiguë, frappant certains points de la moelle. Nous baserons surtout cette démonstration sur les tra-

vaux si nets et si concluants de MM. Charcot (1), Henri
Roger et Damaschino (2).

Cette extension de l'étude de la myélite aiguë ne
s'arrêtera sans doute pas là, et si les faits de Roki-
tansky, Demme, Bouchard, Joffroy, Michaud viennent
à être confirmés, on peut prévoir un moment où le
tétanos à son tour rentrera dans l'étude des myélites
aiguës. Car, tandis que la paralysie spinale des enfants
serait produite par une inflammation aiguë des colonnes grises antérieures, c'est dans les altérations
inflammatoires des parties postérieures de cette même
substance que siégerait la lésion essentielle du tétanos. Mais autant nous serons positifs sur le premier
point, autant nous ferons de réserves sur le second. Ne
voulant rien affirmer, nous nous bornerons à un rapide
exposé de cette dernière question, laissant au temps et
aux travaux ultérieurs le soin de la résoudre.

(1) CHARCOT. *Leçons sur la paralysie infantile.* Revue photographique. Janvier-fév., 1872.

(2) ROGER et DAMASCHINO. *Recherches sur la paralysie spinale de
l'enfance.* Société de biologie, 1872.

DÉFINITION ET DIVISION

La myélite aiguë (de μυελος moelle) est l'inflammation aiguë de la moelle épinière.

Malgré l'exemple de Laugier et de Valleix qui l'un, dans sa thèse sur les lésions traumatiques de la moelle épinière, a compris les lésions du bulbe rachidien, et l'autre, dans son *Traité de médecine*, a décrit la myélite du bulbe dans les phlegmasies aiguës de l'axe spinal, nous adopterons comme limite supérieure de la moelle celle qui est admise par tous les anatomistes, c'est-à-dire l'entre-croisement des pyramides antérieures.

L'inflammation de la substance nerveuse de l'axe spinal ne diffère en rien, au point de vue du processus irritatif, des phlegmasies des autres organes. L'élément conjonctif et l'élément primordial peuvent être le point de départ de ce processus, et de même que l'on a décrit pour les autres tissus une inflammation parenchymateuse et une inflammation interstitielle, de même aussi nous retrouverons cette division applicable à l'étude des myélites. Déjà Hayem, en traitant de l'encéphalite, a proposé cette classification basée sur l'examen intime des phénomènes phlegmasiques.

Nous aurons donc à étudier une myélite aiguë parenchymateuse, c'est-à-dire dans laquelle le processus irritatif débute dans l'élément nerveux lui-même, et une myélite aiguë interstitielle, qui a pour point de départ de la phlegmasie la charpente conjonctive.

Le premier de ces groupes est le moins étendu : nous connaissons à peine les lésions primitives phlegmasiques des éléments nobles de la moelle, tubes et cellules nerveuses ; mais cependant nous maintenons cette division, parce qu'il existe des faits non douteux où le travail inflammatoire paraît débuter et se localiser dans ces seuls éléments.

Le second groupe au contraire, c'est-à-dire celui des myélites aiguës interstitielles, comprend la totalité des faits.

Leur examen permet de les subdiviser en deux classes : dans l'une, la maladie est rapidement mortelle, et les désordres constatés à l'autopsie indiquent une altération profonde et étendue de la moelle ; c'est ce que les auteurs ont décrit sous le nom de myélite centrale, et ce que Charcot a appelé myélite centrale généralisée.

Dans l'autre, la lésion médullaire se limite et le malade, après avoir éprouvé au début tous les phénomènes d'une inflammation aiguë de la moelle, peut survivre, en conservant, pour le reste de son existence, des symptômes paralytiques. En un mot, la myélite d'aiguë qu'elle était passe à l'état chronique ; c'est là ce que nous décrirons sous le nom de myélites partielles.

Que les myélites aiguës interstitielles soient généralisées ou partielles, elles peuvent, ou bien former l'élément primordial de la maladie, ou bien encore se développer sous l'influence d'une maladie locale ou générale ;

de là une nouvelle division de myélites en myélites primitives et en myélites consécutives.

Nous étudierons successivement l'étiologie, l'anatomie pathologique, les symptômes, le diagnostic, le pronostic, et le traitement de la myélite aiguë.

Nous commencerons tout d'abord par réunir, dans un chapitre spécial, quelques observations de myélite aiguë qui pourront servir de type à notre description ; nous y joindrons les faits expérimentaux que nous possédons, faits qui élucideront quelques points du sujet que nous avons à traiter.

Nous avions pensé à terminer ce travail par un aperçu de médecine comparée ; la myélite aiguë ayant été observée par Bouley chez le cheval (1), mais, en parcourant l'étude qui en a été faite par cet auteur, nous avons vu que la question de la myélite, chez les animaux, était encore plus obscure et moins bien connue que chez l'homme, et, comme nous ne pouvions tirer de ce parallèle aucun résultat utile, nous avons abandonné ce projet.

(1) BOULEY. *Recueil de médecine vétérinaire*, 1830, et *Archives générales de médecine*, t. XXIII, p. 427.

OBSERVATIONS

Ce chapitre contiendra deux ordres de faits, les uns seront dus à des observations expérimentales faites sur les animaux, les autres auront été étudiés cliniquement chez l'homme. Nous commencerons par les premiers.

Myélite expérimentale. — Malgré les très-nombreuses occasions que l'on a eues, en physiologie, de léser la moelle, rarement cependant on a observé de véritables myélites, et Couyba (1), dans sa thèse, n'a pu signaler qu'une seule observation de myélite aiguë expérimentale sur le cochon d'Inde, observation faite par Brown-Sequard (2).

Le professeur Vulpian (3) a aussi insisté, dans ses leçons, sur la résistance qu'opposent les nerfs à l'inflammation et aux causes de destruction. Cependant, nous sommes assez heureux pour réunir dans ce travail des faits du plus haut intérêt et que nous devons à l'extrême obligeance de MM. Hayem et Liouville qui, ayant commencé en 1869 et 1870 des expériences fort intéressantes et jusqu'alors inédites sur l'inflammation de la

---

(1) COUYBA. *Des troubles trophiques*, 1871, p. 45.
(2) BROWN-SEQUARD. *Société de biologie*, 1866.
(3) VULPIAN. *Leçons professées au Muséum*, 1866.

moelle chez les animaux, ont bien voulu me communiquer quelques-unes de leurs observations; nous y joindrons les résultats des expériences que M. Grancher, chef du laboratoire d'histologie à l'amphithéâtre des hôpitaux, a si complaisamment entreprises à notre intention.

Obs. I. — *Iode appliqué sur la moelle d'un cobaye; paraplégie consécutive; troubles trophiques. — Mort au treizième jour par perforation intestinale. — Autopsie. — Méningo-myélite.* (Hayem et Liouville). *Inédit.*

25 mai 1870. — Sur un cobaye, on fait à la région dorsale, à l'union du tiers inférieur au tiers moyen, une incision à la colonne vertébrale et l'on introduit dans la moelle quelques parcelles d'iode métallique; il se produit immédiatement une paralysie du train postérieur avec conservation des mouvements réflexes.

27 mai. — Toujours même état, les pattes paralysées paraissent plus chaudes que les pattes de devant, l'animal est d'ailleurs très-vif.

29 mai. — Toujours même état, cependant l'animal paraît plus penché à droite qu'à gauche.

30 mai. — L'animal s'affaiblit; la température élevée des membres paralysés se maintient, ces derniers ne possèdent toujours que des mouvements réflexes.

5 juin. — Des eschares se produisent sur la peau, les poils des parties paralysées tombent.

7 juin. — L'animal est trouvé mort dans sa cage.

A l'autopsie, on trouve un épaississement considérable et fibroïde de la pie-mère; examinée à l'état frais, la moelle présente une dégénérescence granuleuse de la myéline, cette dernière est fragmentée sous forme de gouttelettes à double contour. Pas de corps granuleux.

Sur des préparations durcies, on trouve, au niveau de la lésion, une méningo-myélite avec une quantité énorme de noyaux de nouvelle formation ; c'est une véritable sclérose aiguë très-active. Les vaisseaux sont assez volumineux et gorgés de sang.

Au-dessus de la lésion, les vaisseaux sont très-dilatés et gorgés de sang ; au-dessous, à 2 centimètres environ, il y a une altération très-notable, elle semble constituée par les noyaux proliférés ; le tissu connectif fibrillaire est plus abondant et les vaisseaux sont, comme plus haut, énormes et gorgés de sang.

Notons qu'il existe une perforation intestinale due à l'accumulation des matières fécales produite par la paralysie de l'intestin.

Obs. II. — *Introduction de glycérine dans la moelle et la cavité rachidienne d'un cobaye. — Paraplégie consécutive, troubles trophiques. — Mort le 32ᵉ jour. — Méningo-myélite. — Dégénération des muscles.* (HAYEM et LIOUVILLE) (*inédit*).

13 *juin*. — Sur un cobaye mâle de taille moyenne, on introduit dans le canal rachidien et la moelle, à trois reprises différentes, de la glycérine ; production immédiate d'une paraplégie, mouvements convulsifs du train postérieur, dont les pattes sont notablement plus chaudes que les antérieures.

17 *juin* 1870. — Toujours même état, la patte postérieure gauche est raide et rétractée ; on introduit dans les pattes, le petit thermomètre de Laborde, et voici les résultats qu'on obtient : patte antérieure droite 34° à 35°, patte postérieure 37° 1/2 à 38°, température ambiante 27° à 28°.

Ulcérations phagédéniques du pourtour de l'orifice urinaire.

27 *juin*. — Les poils des membres paralysés deviennent ternes, salis, aplatis et s'arrachent ; la température parait s'égaliser dans les membres antérieurs et postérieurs.

Mort le 16 juillet 1870. — Les membres inférieurs sont profondément détériorés ; et l'on constate avec un gonflement notable des parties, sorte d'éléphantiasis gangréneux, des ilots de points sphacélés, les extrémités des membres sont noires et atteintes par la gangrène sèche. On constate du côté de la moelle une myélite diffuse manifeste, compliquée de méningite ; les muscles examinés sont altérés et présentent tous les signes d'une myosite interstitielle parenchymateuse à la période hyperplasique.

Obs. III. — *Introduction d'iode dans la moelle d'un cobaye.* — *Paraplégie.* — *Troubles trophiques.* — *Mort le sixième jour.* *Myélite.* (HAYEM et LIOUVILLE) (*inédit*.)

Sur un cobaye d'assez forte taille, le 26 octobre 1869, on fait pénétrer à la partie supérieure de la région lombaire plusieurs morceaux d'iode métallique que l'on enfonce dans la moelle. De suite paraplégie complète, mouvements réflexes conservés.

L'animal meurt le 31 octobre.

On constate à l'autopsie qu'il existe une ulcération gangréneuse de la paume de la patte droite postérieure.

La moelle présente, au-dessus du point lésé, quelques points granuleux et des vaisseaux granulo-graisseux. Au-dessous, on trouve de la rougeur avec hypérémie et dans l'intérieur du tissu médullaire des cellules très-considérables, allongées à un ou deux noyaux (cellules gigantesques des Allemands).

Les vaisseaux sont granulo-graisseux.

Obs. IV. — *Injection de glycérine dans la moelle d'un cobaye.* — *Paraplégie, attaques épileptiformes.* — *Mort le lendemain.* — *Destruction de la moelle.* — *Pas de myélite.* (HAYEM et LIOUVILLE) (*inédit*).

Le 27 mai 1870, on introduit au tiers inférieur de la région dorsale d'un cobaye de forte taille de la glycérine dans la moelle. Production immédiate d'une paralysie du train postérieur qui ne possède plus que des mouvements réflexes ; puis, attaques épileptiformes constituées par des secousses saccadées. Mort le lendemain.

La moelle est détruite au point où a porté l'injection. Au-dessus et au-dessous, il existe un ramollissement considérable ; il n'y a pas de corps granuleux, pas de granulations libres ; il n'existe que des tubes nerveux brisés et des globules de sang mêlés à des exsudats hématoïdiens.

Obs. V. — *Section de la moelle d'un chien.* — *Paraplégie.*
Mort le cinquième jour. — *Autopsie.* — *Méningo-myélite.*
— (Beaumetz et Grancher). (*Inédit*).

Le jeudi 25 mars 1872, à midi, nous faisons à la peau du
dos d'un chien de taille moyenne et en bon état une incision qui
occupe la fin de la région dorsale et le commencement de la
région lombaire. De chaque côté des apophyses épineuses les
muscles sont incisés profondément, et deux traits de scie sont
conduits dans cette incision. Nous détachons, à l'aide d'un cro-
chet mousse, la portion sciée de la colonne vertébrale et la moelle
épinière est mise à nu dans une étendue de 6 centimètres.

La plaie saigne peu et nous permet de faire, au milieu de cette
moelle découverte, une ablation d'un segment de 2 centimètres
de hauteur environ.

Des deux bouts de la moelle, l'un, le bout supérieur, est cautérisé avec un fer rouge; le bout inférieur est livré à lui-même.

L'animal est absolument paraplégique, agité, tremblant; on
le porte dans sa niche.

Pendant les cinq jours suivants, la paraplégie est toujours
aussi complète; le chien, couché sur son train postérieur, se
dresse sur ses pattes de devant pour manger Du reste, il perd
son appétit et maigrit rapidement.

Le lundi matin, 1er avril, l'animal est trouvé mort.

La moelle est mise à découvert. Le bout supérieur, qui avait
été cautérisé, présente, dans la hauteur de 20 millimètres environ, un gonflement considérable avec ramollissement. La surface même de cautérisation est dure, couverte de pus, et les
membranes enveloppantes sont adhérentes, épaissies, infiltrées
de pus.

Le bout inférieur est détruit dans une grande épaisseur et se
trouve, sur la hauteur de 3 centimètres, taillé en bec de flûte
au-dessous de ses cordons latéraux gauches. Une bouillie blanc-
jaunâtre remplace le tissu de la moelle dans les portions détruites.

L'examen à l'état frais de cette bouillie ne nous donne aucun
résultat très-net. Des gouttelettes de myéline, des masses granu-
leuses, des globules sanguins, voilà tout ce que nous pouvons reconnaître.

Examen histologique, le 8 avril. — Après macération, d'abord dans l'alcool absolu pendant quatre heures, puis dans l'acide chromique, nous faisons une coupe au niveau de la surface de cautérisation. La moelle est gonflée d'un tiers au moins et la substance grise paraît rouge, plus étendue que dans les segments voisins et parsemée d'un petit sablé rougeâtre. Çà et là, dans la substance blanche, quelques taches rouges plus grandes à la partie postérieure et à la circonférence.

Sur une coupe faite aussi fine que nous le permet un durcissement insuffisant, nous constatons, avec la plus grande facilité, que les principales lésions portent sur la substance grise. Les vaisseaux sont gorgés de sang variqueux et la parcourent en tous sens. Son tissu propre est grenu, réfringent, dissocié. Nous n'avons trouvé rien qui nous rappelât les corps granuleux, ni dans le tissu de la moelle, ni dans les gaines vasculaires ; cependant nous avons examiné nos préparations simplement dans l'eau et la glycérine. Le fait le plus remarquable est le gonflement des cellules de la substance grise, gonflement qui nous a paru énorme et portant sur la plupart des cellules. Leur protoplasma est devenu plus clair, plus réfringent, moins granuleux, leurs prolongements sont conservés et le noyau est gros, irrégulier, comme fragmenté.

Nous ne pouvons donner la mesure exacte de ces cellules nerveuses ; mais, en les comparant aux cellules du segment enlevé à la moelle saine, nous pensons qu'elles ont au moins doublé de volume.

La substance blanche est aussi très-congestionnée ; mais elle a beaucoup moins souffert, et les tubes nerveux, colorés au carmin, nous semblent nets, d'un volume à peu près normal. Ni corps granuleux, ni dissociation marquée du tissu.

OBS. VI. — *Fracture de la colonne vertébrale d'un chien. — Compression de la moelle. — Paraplégie. — Autopsie. — Myélite aiguë.* (BEAUMETZ et GRANCHER) (*inédit.*)

20 mars 1872. — Une incision de 15 centimètres de longueur est faite à la peau d'un chien de forte taille ; la colonne vertébrale est brisée avec un ciseau, à coups de maillet, au niveau de la région lombaire. L'animal devient subitement paraplégique. On le rapporte dans sa niche.

Pendant cinq jours, l'animal reste couché sur son train postérieur, insensible et immobile. Il meurt brusquement dans la nuit de samedi à dimanche. (31 mars.)

Autopsie, dimanche à midi.

La moelle est enlevée dans toute sa hauteur. Elle est brisée dans l'étendue de 3 ou 4 centimètres, au niveau de la fracture de la colonne vertébrale. Dans ce point et dans une étendue de 2 centimètres au moins, au-dessus et au-dessous, la moelle est ramollie, jaune café au lait, et malgré les plus grandes précautions, nous ne pouvons l'enlever que par fragments.

L'examen à l'état frais ne donne aucun résultat important.

Après durcissement, nous ne trouvons plus, dans les points fortement altérés, que quelques portions de substance blanche fortement injectée. La substance grise et une grande partie des cordons blancs ont disparu.

Nous n'avons pas pu, à cause du durcissement insuffisant, pousser plus loin notre étude.

Observations cliniques. — Si l'on se reportait à l'historique de la myélite aiguë, on pourrait croire que les observations de cette maladie sont très-nombreuses. Elles le sont, si l'on veut compter tous les faits incomplets ou incertains. Elles sont très-rares, au contraire, si l'on ne veut baser son étude que sur des faits observés avec toute la rigueur que demandent les nouveaux moyens d'investigation. Nous choisirons, parmi ces derniers faits, trois observations qui reproduisent trois types différents de la maladie : l'une, due à Radcliffe, est la relation d'un fait de myélite aiguë généralisée ; l'autre, observée par Mannkopff, est un fait de myélite subaiguë ; enfin, la troisième, due à Engelken, est l'histoire d'un cas de myélite aiguë partielle.

Obs. VII. — *Myélite aiguë généralisée.* — *Mort.* — *Autopsie* (1).

Charles K..., employé de commerce, âgé de vingt-six ans, célibataire, fut admis comme malade dans l'hôpital national des paralytiques épileptiques le 9 janvier 1864 (2).

Les symptômes capitaux accusés sont de la paralysie et de l'anesthésie au-dessous de la ceinture, une sensation désagréable de raideur à ce niveau, de la difficulté de la miction, des selles involontaires, de la douleur dans le côté gauche de la poitrine. Au-dessus de la ceinture, le mouvement et la sensibilité sont intacts; au-dessous, les muscles soumis à la volonté sont entièrement paralysés et les sensibilités à la douleur, au chatouillement, aux différences de température, ainsi qu'au toucher sont complétement abolies. La pression le long de l'épine est perçue au-dessus du point où s'arrête l'anesthésie, mais pas au-dessous, et partout où le malade a perçu la sensation, il l'a supportée sans tressaillir. En d'autres termes, il n'y a aucune sensibilité exagérée à la pression de cette partie de l'épine qui conserve la perception.

La sensation de chaleur produite en passant l'éponge trempée dans de l'eau modérément chaude le long de l'épine est perçue au point où s'arrête l'anesthésie, mais pas au-dessous, et là où elle a été perçue cette sensation de chaleur est naturelle, excepté au point de jonction entre les parties sensibles et les parties paralysées. Là la sensation produite est comparable à la sensation de brûlure.

De plus, l'éponge chaude produit la même sensation tout autour du corps sur le trajet de cette ligne de jonction. Il est donc évident que cette sensibilité à la chaleur localisée n'est pas cependant limitée à l'épine. Aucun mouvement réflexe n'est produit lorsqu'on chatouille la plante des pieds.

---

(1) RADCLIFFE. — *Diseases of the spinal-cord in a system of Medecine.* Reynolds, t. II, p. 603.

(2) Dans l'ouvrage anglais il y a le 9 juin, mais nous pensons qu'il y a une faute d'impression, puisque Radcliffe considère ce fait comme un cas de myélite aiguë et que le second jour où l'on observe le malade est le 10 janvier.

Les ailes du nez conservent leur mobilité : les lèvres sont en quelque sorte paresseuses; les muscles intercostaux inférieurs sont immobiles; mais les muscles inspirateurs accessoires fonctionnent pleinement.

Les canaux qui livrent passage à l'air, surtout à gauche, sont remplis de mucosités. Le pouls est fréquent et faible. La peau est moite et un peu plus froide que d'habitude. La voix est si basse qu'elle est à peine perceptible. Une toux, des plus faibles, est presque incessante; mais le pouvoir expirateur est complétement insuffisant pour déterminer l'expectoration qui serait si nécessaire. L'appétit est nul, mais les aliments peuvent être pris. Il y a absence de soif. Le caractère est facilement irritable.

L'urine, qui est acide, dont le poids spécifique est 1015, n'a pu être évacuée que par le cathétérisme. Pas de priapisme. Une selle vient d'avoir lieu sans que le malade en eût connaissance. Il n'en a été averti que par l'odeur qui se répandait autour de lui.

Il y a une semaine, après un léger somme, le malade sentit que ses orteils étaient comme engourdis et qu'il lui fallait faire de longues inspirations. Au lieu de disparaître, la sensation de fourmillement s'étendit des pieds aux jambes, des jambes aux cuisses, jusqu'à ce qu'elle eût gagné le siége, devenant de plus en plus intolérable à mesure qu'elle s'étendait, et étant enfin accompagnée d'une sensation de raideur autour de la taille et du cou-de-pied gauche. En même temps, un certain état d'agitation l'empêchait de rester assis pendant plus de quelques instants. Après avoir souffert de cette façon une couple d'heures, survint une envie d'uriner qui resta sans effet, mais fut suivie d'une douleur presque intolérable à l'extrémité du pénis, et d'une faiblesse soudaine dans les jambes, qui l'obligea à demeurer sur le lit où il était tombé. Jusqu'alors il n'avait pas eu de difficulté à rester debout ou à marcher, pas même à monter ou à descendre les escaliers. Un ami du malade, alors présent, dit : Je l'ai vu le soir de son attaque, environ deux heures après qu'il fut obligé de prendre le lit, je croyais qu'il souffrait de fortes douleurs rhumatismales. Ces douleurs étaient aiguës. Je n'avais jamais vu personne souffrir autant. Il se tordait dans une effrayante angoisse. Il criait, et quand il ne criait pas, il gémissait. Ayant ainsi passé sept ou huit heures dans d'atroces douleurs, le sommeil arriva et il dormit jusqu'au lendemain.

En se réveillant le matin, il ne pouvait remuer les jambes ni uriner. Il avait perdu toute sensibilité au-dessous de la ceinture, et toutes ces sensations douloureuses qui l'avaient tenu dans un état d'agitation continuelle avant son sommeil, avaient disparu.

Lorsqu'on lui demanda si les sensations qu'il avait éprouvées avaient un caractère douloureux, il répondit : Non, pas précisément, c'était pis que de la douleur. C'était une sensation continuelle d'engourdissement et d'élancement, comme si les parties qui en étaient le siége avaient été endormies.

Les paroles de l'ami, rapportées plus haut, n'étaient donc pas l'expression exacte de la vérité. Pendant les six jours qui précédèrent son admission à l'hôpital, un état de priapisme imparfait survenait spontanément ou bien était suscité par le cathétérisme. C'est là le seul point qui reste à mentionner. L'état antérieur avait été le même qu'actuellement, si ce n'est qu'il s'était peut-être légèrement aggravé chaque jour.

Le malade paraît avoir eu des parents bien portants. Il n'est pas très-fort, mais il a joui d'une santé généralement assez bonne. Il y a deux mois, il a dû garder la chambre, retenu pendant quelques jours par une grippe : c'est la seule maladie dont il se souvienne. Le jour, dit-il, où je suis tombé malade, j'étais fatigué par une longue marche. Mais déjà depuis un mois et même plus je me sentais le soir plus fatigué du dos et des jambes. J'éprouvais des douleurs dans ces régions et, à la fin de la journée, j'étais bien aise de me mettre au lit.

Et en dehors de cet état, il n'y a rien que l'on puisse mettre en ligne de compte pour éclairer sa maladie actuelle.

10 *janvier.* — Ce matin de bonne heure, après une nuit sans sommeil, il éprouva un frisson très-marqué dans le bras droit, frisson qui de là envahit le dos, puis tout le corps. Ce frisson dura un bon quart d'heure, fut suivi d'une transpiration profuse. Pendant sa durée, les parties paralysées étaient très-froides.

Lorsqu'il eut cessé, la chaleur revint et amena avec elle un soulagement considérable dans la respiration et une diminution
dans la toux. En effet, après le rétablissement de la réaction, la
difficulté de la respiration cessa d'être un symptôme grave, excepté une ou deux fois en sortant d'un court assoupissement.

L'anesthésie du tronc avait gagné un pouce en hauteur depuis
la veille, mais elle n'avait pas envahi les extrémités supérieures.
Le pouls est à 150. Il y a 36 inspirations par minute.

11 *janvier*. — Il n'y a pas eu de sommeil de la nuit. L'engor-
gement des poumons a gagné le sommet et la toux, fatigante
et suffocante, est apparue de nouveau. Le hoquet est fréquent et
pénible. Une fois, pendant la journée, il perçut obscurément le
passage du cathéter. C'est là le premier signe de sensibilité qu'il
ait accusé dans cette région depuis le commencement de la maladie. L'urine est franchement acide. La contractilité et la sensibilité électrique des muscles sont annihilées.

12 *janvier*. — Pendant les dernières 24 heures, la difficulté
croissante de la respiration durant le sommeil obligeait le malade
à rester sans cesse éveillé. Je ne puis respirer, disait-il, d'une
voix à peine perceptible, si je ne reste éveillé. Mais aussi, ajouta-
t-il, j'espère que je n'aurai plus longtemps à vivre.

Le passage du cathéter est encore obscurément perçu, et peut-
être que l'issue des matières et des gaz n'est pas aussi inconsciente qu'au début de la maladie. Dans les autres régions,
l'anesthésie et la paralysie restent aussi complètes.

L'urine est encore manifestement acide. Pendant les dernières
24 heures, il n'y a pas eu de priapisme et à peine de la toux.
Le hoquet est presque constant, le pouls dépressible, les mains
froides et visqueuses, bref, on ne saurait méconnaître les signes
d'une mort prochaine.

13 *janvier*. — Le malade a encore passé toute la nuit, et est
mort au petit jour. Il a conservé intactes jusqu'au dernier moment ses fonctions intellectuelles.

Les résultats de l'examen nécroscopique sont les suivants :

14 *janvier*, 4 h. 30 du soir. — La raideur cadavérique est
générale. Les parties déclives présentent des signes évidents de
sugillation, surtout le long de la colonne vertébrale, et il y a un
commencement d'ulcération de la peau au niveau des fesses.

L'arachnoïde qui recouvre la moelle est partout transparente, lisse et sans aucune trace d'inflammation. La périphérie du renflement lombaire est le siége de nodosités particulières. En faisant une section longitudinale, toute la substance de la moelle, depuis le renflement cervical jusqu'à son extrémité inférieure, est d'une couleur rouge jaunâtre, ramollie d'une façon remarquable et possédant presque à la région lombaire la consistance de la crème. Plusieurs petits foyers de sang extravasé sont dispersés dans la partie ramollie. Ces foyers ont des contours mal limités, ils sont plus nombreux dans la région lombaire que dans la région dorsale de la moelle, et sont situés principalement dans les facies postérieurs. La coloration rouge qui a été mentionnée est plus marquée au voisinage de ces foyers. L'examen ne s'étendit pas plus loin, les amis du malade n'ayant permis qu'une nécropsie partielle.

15 janvier. — En examinant quelques parties de la moelle malade au microscope, la structure normale fut trouvée complétement détruite. On y voyait un mélange de corpuscules de sang, des granules d'exsudation et (en moins grande quantité) des corpuscules de pus.

Obs. VIII. — *Myélite subaiguë.* — *Mort.* — *Autopsie* (1).

X..., quarante-deux ans, corroyeur, a été bien portant jusqu'à présent, à part quelques accès de fièvre intermittente et une pneumonie du côté gauche.

Il n'a pas éprouvé de refroidissement appréciable ; il se rappelle seulement avoir fait un effort violent pour ne pas tomber d'un trottoir.

Au mois de mai 1863, il ressentit entre les deux épaules des douleurs qui s'étendirent ensuite jusqu'à *la région sacrée*, et se propagèrent dans le côté gauche de la poitrine.

Le malade entre à l'hôpital le 29 mai 1863.

Le 29 mai, les douleurs se font sentir jusque dans les orteils,

(1) Mannkopff. *Fall v. Myelitis acuta.* Berl. Klin. Wochenschr., 4 jan. 1864.

et pour la première fois on constate une paralysie des extrémités inférieures. — Il n'y a jamais eu de contractures spas-
modiques dans les muscles de cette partie du corps.

30 mai. — Tout à coup les douleurs cessent dans les membres inférieurs, et en même temps on remarque la disparition
complète du mouvement et de la sensibilité de ces parties. (Ces
douleurs paraissent donc avoir été le symptôme de la destruction de la substance grise.)

31 mai. — Le jour suivant, il y a de la faiblesse dans les deux
bras; l'articulation des mots est difficile. Constipation et incontinence d'urine; cette incontinence avait été précédée de
dysurie.

6 juin. — Le malade est dans le décubitus dorsal, ses yeux
sont excavés; il accuse dans la partie moyenne de la colonne
vertébrale de vives douleurs, qui augmentent par une pression
légère exercée au niveau des apophyses épineuses des dernières
vertèbres de la poitrine.

Les membres inférieurs sont complétement paralysés; les
muscles sont flasques; ils se contractent, aussi bien ceux des
jambes que ceux des bras, sous l'influence de l'électricité.

L'excitabilité réflexe, normale aux bras, est complétement
éteinte dans les membres abdominaux.

La sensibilité a complétement disparu dans toute l'étendue
des membres inférieurs, de même qu'aux régions latérales et
inférieures du ventre.

Si l'on recherche l'état de la sensibilité de bas en haut, l'anesthésie absolue paraît s'élever plus haut que lorsque l'on suit une
direction opposée.

Entre la partie complétement anesthésiée et les portions du
corps où la sensibilité est normale, existe une zone peu étendue
au niveau de laquelle la sensibilité est seulement diminuée. La
limite des parties anesthésiées est située sur la ligne médiane
au niveau de l'ombilic, sur les côtés à la huitième côte, et en
arrière à la dixième.

La peau est chaude; le pouls est petit, peu tendu; la température est 38° 2.

Langue chargée; anorexie; soif vive.

Le ventre est ballonné.

La vessie est pleine : l'urine coule par regorgement.

On pratique le cathétérisme : il s'écoule une grande quantité d'urine trouble, de couleur sanglante, ammoniacale et contenant de l'albumine, des cristaux phosphatiques, du sang, du pus, mais pas de cylindres.

Frerichs ne rattache pas ce cas à l'apoplexie : parce que dans celle-ci il y aurait eu des symptômes d'irritation des fibres motrices.

Le 7 juin, dix jours après l'admission du malade, on a constaté la disparition de l'irritabilité électrique des muscles paralysés.

Le malade, depuis son entrée jusqu'à sa mort, a pu manger.

Dès les premiers jours qui ont suivi son entrée à l'hôpital, il s'est produit un eschare au sacrum.

Les forces du malade diminuent.

20 *juin*. — Il y a du collapsus et de l'algidité centrale. Douleurs à l'épigastre; nausées.

Le malade a eu un frisson d'une heure suivi de sueurs froides.

Les lèvres, le nez, les oreilles sont cyanosés. La respiration accélérée.

Le pouls, petit, est à 70 : la température normale le matin, s'élève un peu dans la soirée, puis tombe à 35°,2.

Cet abaissement de température fut momentaté, mais se reproduisit le 25 et le soir du 26.

Le malade meurt 6 semaines environ après le début de l'affection.

Autopsie. — La dure-mère est imbibée de sang.

Dans la grande cavité sous-arachnoïdienne, comme dans l'espace sous-arachnoïdien on trouve un liquide trouble, rougeâtre, contenant quelques flocons purulents.

Sur toute la surface de la moelle, en haut et en bas principalement, il existe des vaisseaux tortueux très-injectés.

Le névrilème des racines antérieures et postérieures est très-rouge ; ces racines sont tuméfiées au niveau de leur sortie de la moelle; les points tuméfiés ont une consistance molle et une coloration gris-blanc. Plus loin les nerfs ne sont pas altérés.

La moelle, dans toute son étendue, est peu consistante. A la région cervicale, la surface de section présente çà et là une injection légère de la substance grise.

Dans la région dorsale supérieure, la moelle commence à faire saillie sur la surface de section.

Dans les régions où les racines des nerfs sont tuméfiées, les contours de la substance grise deviennent indistincts.

Plus bas, on ne trouve plus qu'une masse boueuse de couleur rouge-brun.

La membrane muqueuse de la vessie est très-altérée, les bassinets sont très-rouges, et couvert d'un exsudat diphthéritique. On voit de petits abcès dans les calices.

Examen microscopique. — L'examen microscopique des parties ramollies de la moelle montre, outre des fragments de substance nerveuse, des corpuscules du sang, de nombreux amas de granulations et de goutelettes qui sont en grande partie de nature graisseuse.

Dans les racines entre les tubes nerveux, on voyait des amas longitudinaux de granulations graisseuses.

Il n'y avait de globules de pus, ni dans la moelle, ni dans les racines.

OBS. IX. — *Myélite aiguë partielle.* — *Mort.* — *Autopsie* (1).

—

Observation faite par ENGELKEN.

—

Homme de trente ans, Ulrich L...

Antécédents. — Bonne santé antérieure. Depuis un an, à la suite de chagrins nombreux, tristesse profonde.

13 *mai.* — Le malade alla à son ouvrage comme d'ordinaire. A trois heures du soir, il éprouve subitement la sensation d'un coup porté au milieu des fausses côtes. Il rentre chez lui et subitement sentant une faiblesse des deux jambes, fut forcé de s'asseoir et bientôt de se coucher. Nulle douleur lombaire.

(1) ENGELKEN. — *Beitrag zür Pathologie der acuten Myelitis,* p. 7.

La nuit suivante, ses deux jambes perdent de la force, sensibilité et mobilité; douleur violente dans les côtés et dans le dos. Point de céphalalgie, point de débilitation.

14 *mai*. — Même état. Constipation. Le médecin prescrit un purgatif. Pendant la nuit quarante selles, et pendant le jour suivant. 16 mai, vingt-cinq selles nouvelles. Rétention d'urine ; on sonde le malade. La pression au niveau de la première vertèbre lombaire est douloureuse ; sensation de ceinture autour du ventre. Pas de fièvre.

15 *mai*. — Même état des membres inférieurs; la paralysie remonte jusqu'aux hypocondres. Le malade accuse le froid et non pas la fatigue (cause de la maladie).

État clinique. — (16 mai). Décubitus dorsal. Extrémités inférieures un peu fléchies. Point d'érection. Ventre gonflé, douloureux à la pression dans la région vésicale. Respiration normale, l'inspiration projette le ventre en avant. Le diaphragme est très-actif; les muscles du thorax et du cou se contractent bien. On remarque les piqûres de dix sangsues au point douloureux de la région lombaire. Point de douleur à la pression ni à la percussion des vertèbres. Nulle douleur spontanée. Congestion hypostatique au poumon droit. Cœur sain. La sensation d'un lien autour de la ceinture persiste.

Extrémités inférieures : abolition complète des mouvements spontanés et réflexes. Un peu de sensibilité persiste. Cet affaiblissement de sensibilité se retrouve jusqu'au milieu du ventre. La contractilité faradique persiste, sans douleur. L'emploi d'un fort courant détermine, non pas une douleur au lieu d'application (cuisse droite), mais à la région lombaire droite. A gauche, cette erreur de lieu n'existe pas. La sensibilité électrique du ventre est conservée ; elle est plus faible aux organes génitaux qu'au bas-ventre. (36°,5) — 16 mai, matin).

Paralysie des sphincters vésical et anal. Le soir, le malade se plaint d'une douleur violente autour du ventre ; à la base du thorax, sensation de brûlure. Le frôlement de la main détermine une vive douleur, ce que ne produit pas une forte pression. (37°) — (16 mai, soir).

17 *mai*. — Nuit agitée à cause des douleurs lombaires exa-

gérées surtout par le moindre mouvement. La sensation circulaire de brûlure a disparu, la température des parties paralysées est plus élevée que celle des parties saines.

Diagnostic. — Apoplexie médullaire ou myélite.

Pronostic. — Fâcheux.

Traitement. — Un quart de grain de sublimé par jour.

22 mai. — Même état. Le malade se plaint d'une sensation de brûlure dans les pieds et les cuisses. Le patient est sondé régulièrement, mais ne se plaint d'aucune sensation gênante, quand la vessie est pleine. Le bas-ventre est gonflé. Un lavement détermine une selle abondante.

(Soir). Le malade se plaint du poids de la couverture. Garde-robe après l'administration de 6 1/2 grains de calomel.

24 mai. — Depuis hier soir, la température s'est subitement élevée à 39° 8 dans l'aisselle, et à 40° dans le creux axillaire. Un peu de délire pendant la nuit. Les douleurs persistent dans les jambes et le bas-ventre. Un vomissement bilieux ce matin. Ni céphalalgie, ni étourdissement, ni toux. Ce matin encore garde-robe abondante, sans que le malade en ait eu conscience.

On administre : opium 1/4 de grain. Quinine 5 grains.

Le soir, le malade se fait coucher sur le côté droit, et éprouve une vive douleur dans le dos, et en même temps un picotement insupportable dans le côté gauche du thorax. Le décubitus dorsal fait tout disparaître. (T. 39°.)

25 mai. — Nouvelle garde-robe inconsciente dans le lit. Sommeil assez bon. Pas de douleur dans les jambes ; perte d'appétit complète. (T. 37°.) Pouls tranquille, lent. Urine obtenue avec la sonde ammoniacale. Albuminurie. Eschare commençant à la fesse droite.

27 mai. — L'hyperesthésie des jambes et du ventre revient. La température s'élève. Œdème des pieds. Urticaire aux deux mains. (Traitement : Sulfate de quinine.)

28 mai. — Amélioration. Bonne nuit. Bon appétit. Plus de douleur. Catarrhe vésical. Œdème du prépuce.

29 mai. — Colique venteuse. Incontinence d'urine.

31 mai. — Sensation pénible de chaleur et de manque d'air. Secousses douloureuses dans les jambes et dans le dos.

1er *juin*. — Température élevée. Toux.

2 *juin*. — Crampes douloureuses des jambes et du dos. Fièvre et soif vives, peu d'appétit. L'œdème des jambes augmente. Lavage de la vessie avec une infusion de camomille.

3 *juin*. — Toux, point de dyspnée, quelques crachats sanglants. Température normale. Cystite améliorée. Vastes eschares suppurant abondamment. L'élévation de température des parties paralysées a disparu. Point de douleurs. On continue la quinine.

5 *juin*. — Aspect pâle, misérable : cependant la fièvre est tombée.

8 *juin*. — Toux douloureuse, fréquente, avec sensations d'étouffement; expectoration écumeuse, pénible surtout au milieu de la nuit. Depuis quelques jours, lividité de la face au matin, chaleur et injection vive pendant la nuit.

11 *juin*. — Même état. Sensation de bien-être au milieu du jour. Si on soulève le pied du malade, on détermine des secousses douloureuses dans tout le corps. L'eschare gagne en profondeur. L'opium est employé pour combattre la diarrhée.

16 *juin*. — Même état. La fièvre prend depuis quelques jours un caractère intermittent . avec exaspérations vespérines. Le malade se plaint de secousses dans les jambes et dans le dos. La vessie est régulièrement lavée, l'urine est assez claire.

22 *juin*. — Même état. Point de fièvre depuis quelques jours. Les secousses douloureuses des jambes et du dos continuent. Douleurs abdominales nocturnes consécutives au cathétérisme du soir.

28 *juin*. — La sensibilité électrique et la motilité sont complétement éteintes au-dessous de la cuisse et très-affaiblies au-dessus. Quinine et laudanum.

1er *juillet*. — Selles copieuses diurnes. Ventre douloureux.

5 *juillet*. — Météorisme dans ces derniers jours et vives douleurs abdominales. Le malade éprouve la sensation de craquements dans le dos. Introduction dans le rectum d'une sonde et lavage à l'eau tiède. On provoque ainsi une selle copieuse et un peu d'adoucissement aux douleurs. Depuis quelques jours, eschares aux deux pieds.

7 *juillet*. — Douleurs violentes du dos qui cessent pendant la nuit. Insomnie.

11 *juillet*. — Le toucher et la pression aux pieds ne sont pas ressenties. Cependant le moindre mouvement détermine des secousses électriques dans les jambes et jusque dans le dos.

14 *juillet*. — La sensation d'une douleur brûlante continue. Crampes violentes et fréquentes des jambes. Peu de fièvre.

20 *juillet*. — Dans la matinée, issue spontanée de l'urine.

23 *juillet*. — Recrudescence du catarrhe bronchique. L'œdème des jambes, du pénis et du scrotum augmente. L'eschare suppure considérablement. Aspect misérable du patient. Fonte complète de la graisse et des muscles. Les secousses douloureuses du dos sont un peu diminuées. Diarrhée abondante. Laudanum. Incontinence d'urine. Le cathétérisme est difficile à cause de l'œdème.

26 *juillet*. — Amaigrissement rapide : pâleur, fonte musculaire. Catarrhe bronchique intense. Asphyxie menaçante par l'absence d'expectoration dus à la paralysie abdominale. Angoisses continuelles. Sueurs profuses. Peau froide. Grande douleur des pieds et des genoux. Incontinence d'urine et des matières fécales. La différence de température entre les parties saines et les parties paralysées est inconstante. Râles trachéaux nombreux. Mort à deux heures de l'après-midi.

Autopsie. — Ouverture du cadavre le 29 juillet, à cinq heures du soir. Le cadavre est couché depuis la veille au soir sur le ventre. Les extrémités inférieures sont infiltrées d'œdème, et la face interne des cuisses est d'une couleur gris bleuâtre. La face externe des pieds offre une destruction gangréneuse profonde. Eschares aux lombes et au siége. Les trochanters sont à nu. L'articulation coxo-fémorale gauche est découverte au fond d'une eschare profonde ; le trochanter est rugueux. La destruction des parties molles s'étend au loin. L'os iliaque, le sacrum et le coccyx sont en partie nécrosés. Au voisinage du trochanter droit la gangrène s'étend au loin.

La colonne vertébrale et l'occiput sont enlevés avec la scie pour montrer le contenu du canal médullaire. Les muscles du dos sont pâles et œdémateux à la région lombaire.

A l'ouverture de la moelle, un fluide abondant s'échappe du canal vertical. La dure-mère est normale, nullement épaissie; elle contient à sa partie inférieure une notable quantité de sérosité trouble. On ne découvre extérieurement aucun gonflement, aucun changement de coloration de la moelle, ni même aucun ramollissement. Les cordons sont blancs, les racines des nerfs et les ganglions paraissent normaux.

Les enveloppes ne contiennent pas de sang.

A la coupe, la moelle cervicale semble normale, la substance grise se distingue nettement et ne paraît pas altérée.

La partie supérieure de la moelle dorsale est normale, mais à la hauteur de la 9ᵉ vertèbre dorsale la substance grise pâlit, elle est plus molle, et vers la 10ᵉ vertèbre elle est tout à fait fluide. Plus bas, cette fluidité augmente encore, c'est une sorte de lait.

Ce foyer de ramollissement blanc, s'étend aux cordons antérieurs.

Autour du foyer, nulle hypérémie, ni rougeur, ni coloration jaune, c'est un ramollissement blanc. Plus bas, la moelle est normale sans nouveau foyer de ramollissement.

Le cerveau est volumineux: les enveloppes sont pâles, les veines vides. L'espace sous-arachnoïdien est plein de sérosité. Dans les tissus on trouve un sang fluide. La substance cérébrale est exsangue, d'une consistance ferme, les deux ventricules sont assez dilatés, le liquide qu'ils contenaient a fui. Le troisième ventricule est large, et les plexus choroïdes sont anémiés, œdémateux. La base du cerveau n'offre rien d'anormal, pas d'athérome vasculaire.

La moelle allongée, la protubérance et le cervelet sont intacts. En un mot, dans l'encéphale tout est normal, à part l'anémie et l'œdème.

Poumon gauche. Les lobes supérieurs sont entourés de fausses membranes; sa partie inférieure est libre. Çà et là il existe quelques foyers d'induration pigmentée. Le reste du poumon est anémique, surtout œdémateux.

Poumon droit. Les parties antérieures sont congestionnées à cause du décubitus abdominal. Le reste, à part quelques lobules emphysémateux, est anémique.

Le cœur est gros, plein de sang coagulé. Il existe trois végétations verruqueuses sur la valvule mitrale, les lames de cette valvule sont épaissies, les cordons tendineux ne sont pas augmentés de volume. Les fibres musculaires du cœur sont intactes et possèdent leur coloration normale.

Le foie est gros, très-anémique.

La rate est de même assez volumineuse, exsangue, molle, semée de taches pigmentaires.

Les reins sont atteints de pyélo-néphrite et les bassinets sont recouverts d'une fausse membrane d'un gris-brun sale, diphtéritique. Le rein gauche est plus altéré que le droit : le parenchyme rénal est normal, un peu anémique.

La vessie est dilatée, sa muqueuse est épaisse. Diagnostic anatomique : ramollissement blanc de la moelle à la hauteur de la neuvième-onzième vertèbre dorsale. Rate volumineuse. Pyélite diphthéritique. Cystite.

ÉTIOLOGIE ET GENÈSE

Myélite primitive. — Les causes de la myélite aiguë idiopathique sont encore bien obscures; il en est certaines, cependant, qui paraissent avoir une action déterminante bien réelle, telle est l'impression du froid. Cette cause est, de beaucoup, la plus fréquente. Les cas de myélite aiguë par refroidissement sont nombreux (1); Ollivier d'Angers, Bouillaud, Rollet, Cruveilhier, Walford, Oppolzer, Frerichs, Jaccoud et Auguste Voisin en ont rapporté des exemples. Tantôt les phénomènes inflammatoires se sont développés à la suite d'une immersion dans l'eau froide, tantôt parce que les individus avaient été exposés, sans abri, pendant la nuit, à une basse température; tantôt, enfin, ils paraissent

---

(1) GRAVES. *Clinique médicale*, trad. par Jaccoud, t. I, p. 636.

OLLIVIER D'ANGERS. *Loc. cit.*, t. II, p. 73 et 31.

BOUILLAUD. *Maladies du cœur*, t. I, p. 364, 2ᵉ édition.

LACOMBE. Thèse inaugurale, n° 11, p. 26. Paris, 1844.

WALFORD. *Sostening of the spinal cord.* (Associat. medical Journal, 1854.)

OPPOLZER. *Acute Entzündung mit partieller Erweichung des Rückenmarks.* (Spital's Zeitung, 1860.)

JACCOUD. *Des paraplégies.* Paris, 1864, p. 381.

AUGUSTE VOISIN. *De la méningo-myélite occasionnée par le froid*, 1865.

causés par le passage brusque d'une température à une autre, et c'est ainsi que j'expliquerais la fréquence plus grande de la myélite dans certaines professions et en particulier chez les boulangers(1). On sait, en effet, que ces hommes, travaillant la nuit, sont très peu couverts et passent souvent sans transition de la température très-élevée du fournil à l'air vif du dehors. Les causes de refroidissement sont donc pour eux très-fréquentes.

A cette action du froid il faut joindre les fatigues musculaires trop prolongées, et nous trouvons surtout ces deux causes associées dans les fatigues qu'occasionnent aux soldats les rudes campagnes d'hiver. Déjà Larrey avait signalé des symptômes de méningo-myélite dans nos armées lors de la terrible campagne de Russie (2). Ces faits se sont renouvelés pendant le pénible hiver de 1870-1871, et l'on a pu voir, au milieu des privations sans nombre occasionnées par cette longue et triste guerre, de nombreux cas de myélite aiguë développés sous l'influence de ces cruelles conditions.

Notre ami Liouville veut bien nous communiquer à ce propos un des faits les plus concluants qu'il a observés lors du siége de Toul. Voici cette observation :

SIÉGE DE TOUL. — HÔPITAL SAINT-CHARLES.

OBS. X. — *Myélite aiguë, à forme ascendante et à marche rapidement destructive, paraissant liée au* FROID.

Observation recueillie par les docteurs E. BAXCEL et H. LIOUVILLE.

V..., garde mobile, âgé de vingt ans, n'ayant présenté aucun

(1) JACCOUD. *Des paraplégies*, p. 545.
(2) LARREY. *Mémoires de médecine militaire*, t. IV.

antécédent pathologique, mais après avoir passé une nuit sur les remparts et s'être longtemps couché sur l'herbe refroidie, est pris de douleurs et de faiblesse dans les jambes.

Le lendemain, lundi 15 août 1870, il arrive à l'hôpital, à grand'peine, soutenu à l'aide de deux bras.

Il se plaint de faiblesse dans les membres inférieurs, de rétention complète d'urine et de douleurs au creux épigastrique.

Le pouls est à 80, assez régulier.

Le soir, on constate une insensibilité des jambes et du tronc, limitée par un cercle passant vers les dernières vertèbres dorsales. Il n'y a pas de mouvements réflexes.

La miction a été involontaire, probablement par regorgement.

Du reste, le malade voit bien, entend et comprend parfaitement.

Des ventouses sèches et scarifiées sont appliquées dans la région dorso-lombaire.

Après le cathétérisme, la sonde est restée à demeure.

Mardi 16. — Intelligence plus engourdie que la veille. Mal de de tête. Sensibilité des membres supérieurs. L'insensibilité semble localisée dans les membres inférieurs et ne va que jusqu'à l'ombilic.

Le malade comprend plus difficilement. Toujours rétention des matières fécales et paralysie de la vessie. État typhoïde. De temps en temps, les bras cherchent dans le vague et ramassent les couvertures. Il paraît fatigué et répond mal aux questions. Un peu de délire la nuit. Pouls 60. Cautères, pointes de feu dans la région dorso-lombaire. Lavement purgatif.

Mercredi 17. — Délire toute la nuit, pas plus de fièvre, mais crispation des dents. Mâchoires serrées. Yeux fermés. Quand on veut les ouvrir, difficulté. Photophobie. Carphologie. Raideur de tête, extension en arrière. Ballonnement du ventre, raies rouges facilement produites, quelques taches peu marquées. Difficulté à boire. Il crie : « A l'assaut! » chaque fois qu'il se réveille.

Le soir, il ne comprend plus. Les bras sont insensibles. Le regard est éteint.

Jeudi 18. — La mort arrive à sept heures du matin.

L'autopsie est faite, six heures après la mort, le 18 août 1870.

Papilles égales, dilatées. Rigidité complète des bras, des jambes et du cou. Marbrures violacées sur le corps. Teinte violacée aux oreilles et à la région cervicale. Les mâchoires très-fortement serrées, le sang est très-poisseux.

Nous passons sous silence les détails de l'autopsie des différents viscères des cavités thoraciques et abdominales, qui n'ont rien offert de particulier. Il n'y avait pas de plaques de Peyer dans l'intestin ni psorentérie.

Les méninges sont fortement injectées, une énorme quantité de sang s'écoule des vaisseaux à la base du cerveau, les muscles du dos ainsi que le sang sont d'un rouge noirâtre comme dans les asphyxies. Les méninges de la moelle sont fortement injectées comme celles du cerveau. Les méninges sous la dure-mère sont également très-vascularisées et présentent dans quelques places des congestions sanguines ; au tiers inférieur de la face postérieure dans l'arachnoïde, exsudat dur sous forme d'une lentille, de consistance fibrineuse, solide ; à la face antérieure, vascularisation également considérable ne disparaissant pas sous l'eau ; la vascularisation est surtout remarquée dans la région lombaire. A la face postérieure, l'hypérémie persistant après le lavage est plus prononcée et plus généralisée.

Dans différentes coupes horizontales, on constate dans la région dorso-lombaire, surtout dans les cordons latéraux à gauche une vascularisation et une hémorrhagie sous forme de petits pointillés rougeâtres ne disparaissant pas sous l'eau, existant dans la substance blanche et dans la substance grise, dans les cornes antérieures ; à chaque coupe la moelle fait hernie, toutefois il n'y pas de ramollissement diffluent réel.

Cerveau. —Vascularisation considérable des méninges, arachnoï le et pie-mère, vascularisation très-intense à la face sur tout le cervelet, congestion très-vive, vascularisation très-intense du plancher du quatrième ventricule sour forme d'arborisation, vascularisation dans le corps rhomboïdal. Dans la protubérance : à gauche, en arrière dans une zone de la grandeur d'une petite lentille, pointillé et teinte ecchymotique; en avant, dans l'écorce, également pointillé rougeâtre. Pointillé vasculaire dans tout le cerveau (substance blanche et substance grise); les ventricules latéraux sont très-injectés ainsi que les méninges qui y sont contenues.

Le sang, dans toutes les parties du corps, a une teinte rouge-noirâtre, est poisseux, et les muscles sont comme injectés d'une grande quantité de ce liquide.

Un examen plus complet de la moelle a permis de noter :

Dans le tiers supérieur de la *région dorsale :*

A gauche : Vascularisation intense; aspect tuméflé, *mâchonné*, enflammé, surtout de la *corne antérieure de la substance grise.* Teinte un peu ecchymotique de certains points de la substance grise, surtout autour des parties tuméflées, rouges.

A droite : Tuméfaction et vascularisation, mais moindre de la substance grise. Le vaisseau du sillon postérieur était énorme.

Dans le tiers inférieur de la région dorsale :

A gauche, dans le cordon latéral et allant jusqu'à la substance grise, zone de vascularisation intense et de tissu à aspect boursouflé, tuméflé. Marbrures et arborisations multiples. Tissu d'apparence tout à fait machonnée.

A droite : Zone moins mâchonnée qu'à gauche, mais encore un peu tuméflée et très-arborisée; cela dans le cordon latéral, mais allant jusqu'à la substance grise. Cette substance grise, dans la *corne antérieure,* est très-vasculaire et un peu tuméflée.

Dans la région lombaire, vers la partie moyenne :

Aspect tuméflé, vasculaire, un peu mâchonné de la substance grise, dans un point surtout, et cela quand on s'est assuré complétement qu'il n'y avait pas eu de ramollissement traumatique lors de l'ablation de la moelle, faite avec le plus grand soin, par l'un de nous. Dans d'autres points rapprochés, véritable aspect de tissu enflammé de la *substance grise,* surtout des *cornes antérieures.*

Vascularisation dans quelques places des cornes postérieures, avec arborisation, surtout à gauche.

Dans quelques zones des cordons latéraux aussi, il y a des traces d'hypérémie avec dilatation anormale des vaisseaux, mais moins prononcée que pour la substance grise.

Enfin, il existe une rougeur intense et une hypérémie des plus notables vers le canal de l'épendyme. Tous les signes de la myélite aiguë la plus manifeste existaient donc dans ce cas.

En dehors de ces deux causes, efforts musculaires exagérés et impression du froid, les autres circonstances occasionnelles et déterminantes de la myélite aiguë ne sont plus qu'hypothétiques. On a signalé la suppression brusque d'un écoulement sanguin soit menstruel, soit hémorrhoïdaire, et Ollivier d'Angers cite un fait de ce genre.

Mais il est à supposer que les auteurs ont confondu, dans la plupart des cas, la congestion avec l'inflammation de la moelle.

On a aussi invoqué, d'une façon tout aussi hypothétique, la suppression d'un exanthème ou d'une sécrétion habituelle, la sueur des pieds, par exemple.

Les excès vénériens, la masturbation, le coït debout sont aussi des causes que l'on retrouve indiquées dans tous les auteurs comme pouvant déterminer l'inflammation de la moelle (1). Nous ne pensons pas que ces faits puissent déterminer par eux-mêmes la myélite aiguë. Ils prédisposent plutôt à ces inflammations, comme l'a dit fort bien Gendrin, par l'excitation anormale qu'ils déterminent dans la partie inférieure de la moelle et ils permettent alors, une cause déterminante survenant, le

(1) DESLANDES. *Traité de l'onanisme et des abus vénériens*, Paris, 1835.

BOURBON. *De l'influence du coït et de l'onanisme dans la station debout sur la production des paraplégies.* (Thèse de Paris, 1857.)

RUSSELL. *Paraplegia from Exhaustion of the spinal cord.* (Med. Times and Gaz., 1863.)

4

rapide développement de la phlegmasie ; il est probable
que l'excitation fonctionnelle de certains éléments de la
moelle, qui résulte des fatigues et des efforts prolongés,
agit de la même façon.

La myélite partielle des cornes antérieures (paralysie
spinale de l'enfance) n'offre pas plus que la myélite
généralisée de causes déterminantes nettes et précises,
mais son étiologie présente un fait fort intéressant,
qui donne à cette forme de myélite un cachet tout spécial : elle apparaît le plus ordinairement vers l'âge de
un à deux ans, d'où le nom de paralysie essentielle ou
atrophique de l'enfance qui lui a été donné.

Dans un tableau dressé par Duchenne (de Boulogne)
fils (1), nous voyons ainsi distribués les cinquante-six
cas qu'il a observés :

Douze jours après la naissance. . .	1
A l'âge d'un mois.	1
A deux mois.	2
De quatre à six mois.	6
De six mois à un an.	6
De un an à dix-huit mois	20
De dix-huit mois à deux ans. . . .	11
De deux à trois ans.	5
De trois à quatre ans.	2
A sept ans	1
A dix ans.	1

(1) DUCHENNE (DE BOULOGNE), fils. *Arch. gén. de méd.*, 1864, t. IV,
p. 49.

DUCHENNE (DE BOULOGNE). *De l'électrisation localisée*, 3ᵉ édition,
1872, p. 417.

On peut comparer cette statistique avec celle de Laborde (1).

De deux à dix mois. . . . . 6 cas
De un à deux ans. . . . . 10 —
De deux à quatre ans. . . . . . . 10 —

C'est, comme on le remarquera, dans la période de la dentition qu'apparaissent les phénomènes de myélite, mais, malgré l'opinion de Heine, cette apparition n'est pas en rapport direct avec la plus ou moins grande difficulté de l'évolution dentaire.

Cette prédominance si marquée de la myélite aiguë des cornes antérieures pour la première enfance exclut-elle la possibilité de son apparition dans l'âge adulte ? Nous ne le pensons pas et nous fondons cette opinion sur les observations si intéressantes publiées par Duchenne (de Boulogne) sous le nom de paralysies antérieures aiguës de l'adulte ou par atrophie des cellules antérieures (2).

L'identité des symptômes avec ceux de la paralysie atrophique de l'enfance nous fait conclure à l'identité du processus morbide du côté de la moelle, quoique jusqu'à présent les examens nécroscopiques aient fait complétement défaut.

Une de ces observations surtout est intéressante par la cause déterminante des accidents ; il s'agit d'un étudiant russe qui, à l'âge de vingt-un ans, après quelques libations, avait parié avec ses camarades de se

____

(1) LABORDE, *De la paralysie (dite essentielle) de l'enfance*, 1864, p. 97.

(2) DUCHENNE (DE BOULOGNE). *Loc. cit.*, 1872, p. 427.

coucher nu dans la neige. Ayant mis son pari à exécution, il vit survenir une fièvre intense, et, dès ce moment, il fut dans l'impossibilité de faire le moindre mouvement. Le froid aurait donc été, dans ce cas, comme dans la myélite aiguë généralisée, la cause première des accidents. Déjà Kennedy (1) et Bouchut (2) avaient signalé cette influence sur la production de la paralysie atrophique.

Afin d'expliquer cette prédominance si marquée de la myélite des cornes antérieures de la moelle dans la première enfance, il faudrait, pour certains médecins, faire entrer en ligne de compte la facile congestion de la moelle chez les jeunes sujets, congestion qui jouerait un grand rôle dans la production des symptômes observés et précéderait l'apparition des phénomènes phlegmasiques.

L'hypothèse de cette congestion est toute gratuite, et rien n'en vient démontrer la réalité. Etant donnée la disposition du réseau vasculaire de la moelle, comment expliquer cette congestion uniquement localisée au niveau de la colonne des cellules antérieures ? la cause véritable de la fréquence de cette variété de myélite partielle, dans la première enfance, nous échappe donc ; cependant on peut dire, d'une façon générale, et cela, aussi bien pour la myélite aiguë partielle que pour la myélite généralisée, qu'elles sont rares et très-peu observées chez le vieillard, tandis qu'on les voit se montrer dans l'enfance et l'âge adulte.

Dans un relevé de 28 observations de myélite aiguë,

____

(1) Kennedy, *Dublin medical Ress*, 1841, 1850, 1862.

(2) Bouchut. *De la nature et du traitement des paralysies essentielles de l'enfance*, Union médicale, 1867.

où nous avons noté l'âge et le sexe du sujet, les chiffres
se groupent de la manière suivante :

	Hommes.	Femmes.	Total.
De 10 à 20 ans.	8	3	11
De 20 à 30. . .	6	3	9
De 30 à 40. . .	1	1	2
De 40 à 50. . .	1	1	2
De 50 à 60. . .	1	1	2
De 60 à 70. . .	1	1	2
Totaux	18	10	28

A propos de l'âge, Virchow (1) a décrit, sous le nom
de myélite congénitale, une altération de la moelle,
chez les nouveau-nés qui succombent soit avant, soit
pendant, soit après l'accouchement. Ces altérations,
caractérisées essentiellement par une dégénérescence
graisseuse de la névroglie et par une hypérémie très-
notable, n'auraient pas une origine bien nette; Virchow
hésite, pour les expliquer, entre un trouble de nutrition
et le résultat d'une véritable phlegmasie. Aussi n'insisterons-nous pas plus longtemps sur ces variétés de
myélite ; nous nous bornerons, suivant en cela Virchow,
à signaler ce fait à l'attention des médecins légistes.
Dans les cas douteux d'asphyxie des nouveau-nés, on
devra rechercher ces altérations par un examen histologique approfondi ; car elles sont, dans la plupart des
cas, invisibles à l'œil nu.

Quant au sexe, les hommes paraissent beaucoup plus
prédisposés que les femmes aux phlegmasies aiguës
de la moelle.

Myélites consécutives. — Ici les causes sont beau-

VIRCHOW. *Gaz. hebd.*, 1867, p. 268.

coup plus nombreuses, et nous allons passer successivement en revue les maladies locales ou générales qui favorisent le développement de la myélite aiguë.

Plaies et contusions de la moelle. — Malgré les difficultés qu'on rencontre pour déterminer expérimentalement chez les animaux une myélite aiguë en irritant ou blessant la moelle, il n'en est pas moins certain que chez l'homme, les lésions traumatiques de cet organe s'accompagnent très-fréquemment d'une myélite aiguë plus ou moins généralisée. Pour s'en convaincre, il suffit de parcourir les cas réunis dans le mémoire de Laugier (1) et dans les thèses récentes de Couyba (2) et Michaud (3). Ces derniers surtout empruntent un grand intérêt à l'examen histologique des lésions observées.

Qu'il s'agisse d'une contusion produite par une vertèbre fracturée ou d'une plaie faite par un instrument piquant, la lésion consécutive est presque toujours un ramollissement inflammatoire compliqué d'une phlegmasie des enveloppes médullaires.

Le docteur Lannelongue a bien voulu nous confier l'observation suivante, qui est un des faits les plus intéressants de la myélite traumatique :

Obs. XI. — *Plaie par arme à feu de la colonne vertébrale. — Fractures des neuvième et dixième vertèbres dorsales. Section de la moelle. — Myélite aiguë consécutive. — Mort. — Autopsie.*

Observation recueillie par le docteur LANNELONGUE.

Razel (Edouard), trente-six ans, garde national des bataillons

(1) LAUGIER. Thèse sur les lésions traumatiques de la moelle, 1848.
(2) COUYBA. *Des troubles trophiques,* 1871.
(3) MICHAUD. *De la méningite et de la myélite dans le mal vertébral.*

de la Commune, est amené à la Charité (annexe) le 9 mai 1871.

Il a reçu, dans la journée du 8 mai, une balle qui, pénétrant au niveau de la huitième côte droite et en arrière, a parcouru sous les téguments un trajet oblique en bas et en dedans. Il n'y a pas d'orifice de sortie. Il m'a été impossible de suivre le trajet de la balle à travers les muscles ; du reste, j'ai cru ne pas devoir insister.

A son arrivée à l'hôpital, il présente une paraplégie complète des membres inférieurs, avec paralysie de la vessie et du rectum. La paralysie des membres inférieurs porte à la fois sur la sensibilité et sur le mouvement. Le scrotum est insensible ainsi que la verge. La paroi abdominale a conservé sa sensibilité. La verge est en demi-érection.

Du 9 au 16 mai, l'état du malade n'a présenté aucun changement digne d'être noté, à part un écoulement uréthral muco-purulent, apparu dès le premier jour, qui n'existait pas, d'après les affirmations du malade, avant son entrée à l'hôpital.

Pendant ce laps de temps, on n'a observé aucun phénomène douloureux du côté de la moelle : il semble ne pas se produire de myélite, ni ascendante, ni descendante.

16 *mai*. — Epanchement assez considérable, indolent, dans l'un et l'autre genou. A la constipation des premiers jours a succédé un écoulement involontaire de matières fécales, plutôt liquides que solides.

Le malade raconte qu'il a senti, il y a trois jours, quelques picotements dans les genoux.

17 *mai*. — Le malade éprouve, dans la cuisse gauche surtout, un sentiment de lassitude, qui descend jusqu'au genou.

18 *mai*. — Le malade peut uriner depuis la veille au soir. Le premier jet est rougeâtre, sanguinolent, le reste fortement teinté en rouge. Il y a toujours de l'incontinence des matières fécales. On fait au malade des frictions matin et soir, moitié eau moitié alcool.

19 *mai*. — Selle involontaire liquide dans la journée. Même caractère des urines.

21 *mai*. — Le malade ne peut remuer aucune de ses jambes, qui sont complétement insensibles. Ni au pincement, ni au

toucher il ne se produit d'actions réflexes, ce qui me fait supposer que le segment inférieur de la moelle s'altère, car dans les treize premiers jours, on provoquait facilement des mouvements réflexes.

Les deux genoux sont gonflés, fluctuants, sans chaleur ni rougeur; les autres articulations sont saines : cependant, au niveau du pli de l'aine du côté droit, je trouve un gonflement profond que je rapporte à l'articulation de la hanche. Les veines superficielles du membre sont un peu dilatées. Sentiment de pesanteur dans les deux membres. Urines et selles comme précédemment.

22 *mai*. — La cuisse droite paraît gonflée : en l'explorant, on découvre profondément une crépitation fine qui n'existe qu'à la cuisse. Le membre paraît un peu froid. Réseaux veineux souscutanés dilatés. Rien à gauche.

Abattement. Fatigue extrême. La peau est terne, les conjonctives un peu jaunes. Le pouls très-dépressible. Les urines sont toujours sanguinolentes et la diarrhée persiste. Je prescris une potion de Todd et de l'extrait de quinquina.

23 *mai*. — Emphysème des deux membres, sous-cutané et profond aux cuisses, sous-cutané à la jambe. Teinte ictérique générale plus accusée. Le foie est augmenté de volume. Tympanite abdominale.

24 *mai*. — Ictère généralisé. La peau est jaune safran. Emphysème énorme des membres inférieurs et d'une partie de la paroi abdominale. Les membres sont froids, et cependant la fémorale et la pédieuse battent.

25 *mai*. — Abattement extrême. Pouls très-petit. Tympanisme énorme.

26 *mai*. — Mort.

Voici quelle a été la marche du pouls et de la température chez cet homme :

     10 mai, pouls 85 température 38° prise dans le rectum.
     11 —   — 90   —   37° 8
     12 —   — 90   —   38°
     13 —   — 86   —   38°

14 mai, pouls 82 température 38° 2 prise dans le rectum.
15 — — 80 — 40°
16 — — 80 — 40°
17 — — 75 — 38°
18 — — 80 — 38° 6
19 — — 78 — 39°
20 — — 81 — 38° 7
21 — — 83 — 38° 5
22 — — 83 — 38° 6
23 — — 86 — 38° 2
24 — — 86 — 37° 7
25 — — 86 — 37° 5

Autopsie, vingt-quatre heures après la mort.

Cadavre emphysémateux.

Poumons. — En un ou deux endroits du poumon, hémorrhagies du volume d'une noisette. En d'autres points, il existe quelques petits noyaux hémorrhagiques qui ressemblent à des infarctus, peu nombreux et ne siégeant ni sur le bord ni près de la surface pulmonaire.

Foie. — Augmentation de volume.

Rate. — Très-volumineuse. 24 centimètres de longueur sur 10 de large.

Rien au cœur.

Rien dans le tube intestinal.

Membres inférieurs très-emphysémateux. Pas de caillots dans les veines fémorales. Les gaz sont répandus dans le tissu cellulaire intermusculaire ainsi que dans la gaine des muscles et au milieu même des faisceaux musculaires.

Voies urinaires. — Muqueuse uréthrale épaissie dans sa portion spongieuse, jusqu'à la prostate ; elle est recouverte d'un enduit muqueux. Si on la coupe, on remarque qu'elle est très-friable. Coloration rouge par place de la muqueuse vésicale. Il y a quelques petites ecchymoses disséminées dans ces épaisseurs.

Nombreuses altérations arrondies et très-petites, à fond grisâtre, disséminées sur toute la muqueuse rectale.

Moelle. — La balle a pénétré dans le canal rachidien, en

brisant la partie latérale droite de l'arc de la neuvième vertèbre
dorsale et celui de la dixième. Elle a traversé la moelle et s'est
logée dans le corps de la onzième vertèbre dorsale. Dans une
étendue de 2 ou 3 cent mètres environ, à l'origine du renflement médullaire, on trouve que la continuité de l'axe médullaire est totalement interrompue. Il n'y a à ce niveau qu'un
tissu de couleur orange, formé par la substance médullaire ramollie, en bouillie, dans laquelle plongent les racines des nerfs.
Au-dessus de ce point, le tissu médullaire est plus ferme; il a au
niveau du ramollissement une coloration grisâtre et par un filet
d'eau se dissocie. Plus haut encore, on remarque une coloration plus rouge, la surface de la moelle est parcourue par de
nombreux vaisseaux. Plus haut la moelle est saine.

Le segment inférieur, situé au-dessous du foyer, est assez
court ; à ce niveau la substance médullaire est molle, grisâtre ;
la partie inférieure de la moelle est plus dense. Autour de la
moelle, sauf au niveau du ramollissement, on ne trouve pas de
pus dans le canal rachidien.

Les chutes sur le dos, les coups violents portés sur
la colonne vertébrale peuvent encore déterminer une
myélite traumatique sans que pour cela il existe néces-
sairement une lésion de l'enveloppe osseuse. (Ollivier,
Laugier, etc.)

Nous n'insisterons pas davantage sur ce point qui
appartient plus spécialement à la pathologie externe.
Mais nous signalerons, pour ceux qui voudraient avoir
des notions plus complètes sur les plaies de la moelle,
les travaux de Hutchinson (1) , Gürlt (2), Richter (3)
et Bouquerot (4).

(1) HUTCHINSON. *Fracture of the spine* Clinical lect. and reports of
London hospital, t. III, 1866.

(2) GÜRLT. *Krischenbrüch.*, 1864.

(3) RICHTER. *Uber einen Fall von einsectiger Ruckennarks verbezung.*
Diss., Berlin, 1868.

(4) BOUQUEROT. *Lésions traumatiques de la moelle.* Thèse de Paris,
1857.

Compression de la moelle. — A côté de ces myélites traumatiques il faut placer celles qui ont pour point de départ soit les arthrites vertébrales, soit le mal de Pott; mais la myélite aiguë est très-rare dans ces cas. Ce qu'on observe le plus souvent, comme l'a bien montré Michaud, c'est un épaississement considérable des méninges spinales et un processus phlegmasique à marche chronique du côté de la moelle. Bouchard avait déjà décrit, dans des cas analogues, des dégénérescences scléreuses secondaires. Cependant on a pu observer une marche aiguë de l'inflammation, et Cornil, en particulier, a signalé un cas de myélite aiguë, amenant la mort dans l'espace de quinze jours, chez une négresse atteinte du mal de Pott (1).

Tumeurs du canal rachidien. — Les tumeurs qui se développent, soit dans les méninges, soit dans les parois osseuses du rachis, quelle que soit d'ailleurs leur nature, qu'il s'agisse d'un sarcôme, d'un psammôme ou d'un cancer (2), peuvent amener, comme dans le mal de Pott, là aussi, la compression et l'inflammation de la moelle ; mais ces inflammations, qui portent plus particulièrement sur les méninges, suivent un processus lent et progressif, et elles n'ont pas encore donné lieu à l'observation d'une véritable myélite aiguë.

Tumeurs de la moelle. — Ce que nous venons de dire s'applique également aux tumeurs développées dans la moelle elle-même (gliôme, syphilôme), et les phénomènes inflammatoires, lorsqu'ils se déclarent, suivent une marche chronique. Je veux cependant signaler

(1) Cornil. *Journal médical de Lyon.*
(2) Tripier. *Du cancer de la colonne vertébrale.* Thèse de Paris, 1867.

ici tout particulièrement les granulations tuberculeuses dont H. Liouville (1) a démontré l'existence, non-seulement dans les méninges, mais encore dans le tissu conjonctif de la moelle elle-même. Ces granulations peuvent être le point de départ d'une inflammation aiguë ou subaiguë de la moelle, inflammation que cet auteur a décrite sous le nom de méningo-myélite tuberculeuse.

Inflammation des méninges. — L'inflammation des méninges se propage à la moelle et y détermine une myélite périphérique. C'est là un fait tout à fait analogue à ce qui se passe dans l'encéphale où nous voyons la méningite s'accompagner d'un certain degré d'encéphalite. Mais cependant l'indépendance de la substance nerveuse et des méninges paraît plus marquée pour la moelle que pour le cerveau, et l'on peut voir des cas de méningite spinale très-accusés où la substance médullaire n'est pas enflammée.

Dans la méningite spinale aiguë et cérébro-spinale, on peut donc rencontrer des myélites secondaires aiguës ; mais nous repousserons, n'imitant pas en cela Gintrac (2), ces dernières presque complétement de ce travail ; en voici la raison : les symptômes méningitiques occupent la première place dans la description des phénomènes cliniques, et masquent presque complétement ceux qui résultent de la myélite aiguë secondaire.

C'est aussi par l'intermédiaire de l'inflammation des méninges que se produisent ces myélites observées chez

---

(1) LIOUVILLE. *Archives de physiologie*, 1869. *Mémoires de la Soc. de biologie*, 1869, p. 295.

(2) GINTRAC. *Loc. cit.*

les fous, à la suite d'eschares très-étendues du sacrum ;
on trouve dans ce cas la moelle baignant dans le pus,
et subissant même, dans certains cas, un véritable
sphacèle.

Jusqu'ici nous avons étudié les affections locales de
la moelle ou des enveloppes qui déterminent la myélite
aiguë, mais il existe des affections d'organes plus ou
moins éloignés du rachis qui, cependant, peuvent déterminer la phlegmasie aiguë de la moelle. En première
ligne se placent les myélites consécutives aux maladies
des voies urinaires.

*Myélites aiguës consécutives aux maladies des voies
urinaires* (1). — Les phénomènes paralytiques que l'on

(1) GRAVES. *Lectures on clinical medicine*, 2ᵉ édition, published by J.-M.
Neligan, 1848, vol. Iᵉʳ, p. 554; *Leçons de clinique médicale*, traduct.
de Jaccoud, 1862, p. 704.

RAOUL LEROY (d'Étiolles). *Des paralysies des membres inférieurs, etc.*
Paris, 1856.

GULL. *Loc. cit.* (Mémoire de 1856, *in Med.-chir. Transact.*); on *Paralysies of the lower extremities consequent upon disease of the bladder
and kidneys* (Guy's hospital reports, 1861.)

SPENCER WELLS. *Incomplete paralysies of the lower extremities con-
nected with disease of the urinary organs.* (Med. ·Times and Gaz.,
1857.)

BROWN SEQUARD. *Lectures on the diagnosis and treatment of the principal forms of Paralysis of the lower extremities.* Philadelphia, 1861,
traduct. de Gordon, 1864.

KUSSMAUL. *Zur lehre von der Paraplegia minaria.* Wurz, burger med.
Zeitschrift, VI, 1863.

JACCOUD. *Des paraplégies et l'ataxie du mouvement,* p. 378, 1864.

MANNKOPFF. *Paraplegie bei einem complicirten Rückenmarksleiden.*
Berlin, 1864.

LEYDEN. *Versammlung deutscher Naturforscher und Aerzte zu Han-
nover,* 1865.

TIESLER. *Neder Rewiter.* Kœnisberg, 1869, p. 25.

CHARCOT. *Des paraplégies urinaires.* Juillet 1870. (Leçons inédites.)

observe dans le cours des maladies des voies urinaires
peuvent se diviser en deux groupes ; dans l'un, le seul
qui nous intéresse ici, ces symptômes ont pour point
de départ des altérations évidentes de l'axe spinal ;
dans l'autre, au contraire, ces altérations font complétement défaut.

Dans le premier de ces groupes, nous trouvons une
myélite à marche aiguë et subaiguë, sur laquelle nous
allons insister. Cette myélite partielle siége, dans presque
tous les cas, au niveau du renflement lombaire, en ce
point où Budge et Gianuzzi ont placé le centre génito-
spinal ; elle est caractérisée anatomiquement, soit par
des ramollissements que l'on constate facilement à
l'œil nu, soit par des altérations que le microscope seul
peut indiquer ; tel a été le cas de Gull, où l'examen
histologique a permis de constater des lésions phlegmasiques parfaitement accusées dans une moelle qui
paraissait saine à l'œil nu.

Cette myélite apparaît le plus souvent à une période
avancée de la maladie génito-urinaire et lorsque
cette dernière existe depuis un temps qui varie entre deux et dix années ; Leyden a cependant cité un cas
fort curieux où la myélite a paru quatre semaines après
une rétention d'urine causée par le froid. Ces lésions
inflammatoires, dont le début est le plus souvent rapide,
passent à l'état chronique, laissant à leur suite des
troubles irrémédiables. On a vu toutefois la myélite
prendre une marche rapide et généralisée ; Gull a cité
un cas où la mort est survenue en quinze jours.

Les symptômes principaux sont : une paralysie portant sur les membres inférieurs, qui peut cependant
gagner les supérieurs ; cette paralysie est complète et

s'accompagne de fourmillements, d'exaltation de l'excitabilité réflexe. Ce dernier phénomène disparaît lorsque l'extrémité inférieure de la moelle est complétement détruite. Il survient encore des troubles trophiques caractérisés par l'amaigrissement et la production d'eschares.

Parmi les maladies des organes génito-urinaires qui développent le plus fréquemment la myélite, il faut placer, en première ligne, les maladies prolongées de la vessie et de l'urèthre, telles que les gonorrhées rebelles, les rétrécissements, les cystites chroniques, les maladies de la prostate et les calculs de la vessie.

La fréquence plus grande de ces affections urinaires chez l'homme nous explique pourquoi il est, plus souvent que la femme, atteint de myélites consécutives.

Comme nous venons de le voir, les paraplégies dites urinaires peuvent être dues soit à des lésions permanentes de la moelle, soit, au contraire, à des troubles passagers dont la véritable nature nous échappe encore, troubles qui ont été rapportés à la paralysie de nature réflexe; on a cherché à établir des signes cliniques qui permissent de séparer ces deux formes. Brown-Sequard a même tracé à ce sujet le tableau diagnostic suivant :

PARAPLÉGIE RÉFLEXE URINAIRE	PARAPLÉGIE PAR MYÉLITE
1° Précédée par une affection de la vessie, des reins, ou de la prostate.	1° Ordinairement pas de maladie des organes urinaires, excepté comme conséquence de la paralysie ou de la myélite.
2° Ordinairement membres inférieurs seuls paralysés.	2° Habituellement d'autres parties paralysées, indépendamment des membres inférieurs.

3° Pas d'extension graduelle de la paralysie vers les parties supérieures.

4° Ordinairement paralysie incomplète.

5° Quelques muscles plus paralysés que d'autres.

6° Pouvoir réflexe ni très-accru ni complétement perdu.

7° Vessie et rectum rarement paralysés ou au moins légèrement.

8° Spasmes dans les muscles paralysés extrêmement rares.

9° Très-rarement des douleurs dans l'épine dorsale, soit spontanément, soit déterminées par la pression, la percussion, l'eau chaude, la glace, etc.

10° Pas de sensation de douleur ou de constriction autour de l'abdomen ou de la poitrine.

11° Pas de fourmillements, pas de sensation de piqûre (princking), pas de sensation

3° Le plus souvent une extension graduelle de la paralysie vers les parties supérieures.

4° Très-fréquemment paralysie complète.

5° Le degré de paralysie est le même dans les divers muscles des membres inférieurs.

6° Pouvoir réflexe souvent perdu et quelquefois très-accru.

7° Vessie et rectum en général paralysés, et souvent complétement ou presque complétement.

8° Toujours des spasmes, des crampes ou au moins des contractions fibrillaires (twitchings).

9° Presque toujours un certain degré de douleur existant spontanément, ou causé par des excitations externes; et très-souvent un sentiment de brûlure lors de l'application d'un morceau de glace sur la colonne vertébrale.

10° Généralement sensation d'une corde fortement serrée autour du corps, au niveau de la limite supérieure de la paralysie.

11° Toujours des fourmillements, ou des sensations de piqûres, ou les deux sensa-

désagréable ou erronée de froid et de chaud.

12° Anesthésie rare et jamais complète.

13° Ordinairement des dérangements gastriques opiniâtres.

14° Grandes modifications dans le degré de paralysie, correspondant à celles de la maladie des organes urinaires.

15° Guérison souvent et rapidement obtenue ou survenant spontanément après une notable amélioration ou la guérison de l'affection urinaire.

tions à la fois, et très-souvent des sensations de chaud et de froid.

12° Anesthésie incomplète ou complète très-fréquente et toujours au moins de l'engourdissement.

13° Digestion gastrique bonne, à moins que la myélite ne se soit étendue vers les parties supérieures de la moelle.

14° Améliorations rares et ne succédant pas aux changements survenus dans l'état des organes urinaires.

15° Fréquemment un progrès lent et graduel vers une terminaison fatale; rarement une amélioration notable, et encore plus rarement une guérison complète.

A propos de ce diagnostic, notons certaines altérations qui pourraient en imposer pour une myélite consécutive à une maladie des voies urinaires : c'est tantôt une double dégénérescence du nerf sciatique que Kussmaul (1) a le premier signalée, et que Remak considérait comme la cause la plus habituelle des paraplégies urinaires ; tantôt l'artérite déformante et la phlegmasie des muscles abdominaux que Friedberg et Kussmaul ont décrite sous le nom de myositis propagata.

(1) KUSSMAUL. *L. c.*

Ces myélites consécutives aux maladies des voies urinaires, comment se développent-elles ? par quel mécanisme peut-on expliquer la propagation de l'inflammation
de la vessie et de ses annexes à la moelle épinière? C'est
là un point sur lequel Charcot (1) a longuement insisté et
qu'il nous paraît avoir complétement élucidé. Reprenant
l'idée de Troia (1780), il admet que c'est par les nerfs
que l'inflammation se propage à la moelle.

Si les résultats nécroscopiques n'ont pas permis de
constater des preuves évidentes de cette inflammation
intermédiaire des nerfs, les expériences sur les animaux
paraissent beaucoup plus probantes. Tiesler (2) a montré,
en effet, que sur les animaux, en irritant le nerf sciatique,
on déterminait une paraplégie, qui avait pour point de
départ une inflammation de la moelle et de ses enveloppes.

Il est encore une autre voie de propagation qu'il
ne faut pas laisser dans l'ombre, c'est le système veineux. Gull (3) n'a-t-il pas montré que chez un individu
atteint de blennorrhagie, une méningo-myélite aiguë
s'était développée sous l'influence d'une phlébite, phlébite consécutive elle-même à une inflammation des
reins et de la vessie ?

Myélite aiguë dans le tétanos. — Nous avons vu dans
le paragraphe précédent que l'on avait voulu expliquer
la production des phlegmasies aiguës de la moelle dans
le cours des maladies chroniques des voies urinaires,
par la propagation de l'inflammation à travers les nerfs.

(1) CHARCOT. *Leçons inédites.*
(2) TIESLER. *Ueber neeritis.* Kœnigsberg, 1869, p. 25.
(3) GULL. *Loc. cit.*

On a invoqué la même raison pour expliquer les désordres que l'on observe dans la moelle de certains tétaniques. Notons tout d'abord que ces désordres ne
se constatent pas dans tous les cas de tétanos et
cela même lorsque l'examen microscopique est fait
avec le plus grand soin par des histologistes de premier
ordre : Ranvier et Cornil (1). Cependant, lorsqu'ils
existent, ils présentent tous les caractères d'une myélite aiguë. Les faits de Michaud (2) sont des plus affirmatifs à cet égard; voici, d'ailleurs, les lésions qu'il
constate :

« C'est la substance grise de la moelle, dit cet au-
« teur, et pour préciser davantage, la commissure pos-
« térieure qui présente, d'après nos observations, l'al-
« tération qui nous paraît essentielle dans le tétanos.
« Cette altération, qui n'a jamais été explicitement
« signalée dans le tétanos, n'est cependant pas l'attri-
« but exclusif de cette affection. On peut la rencontrer
« dans d'autres cas, lorsque la partie centrale de la
« moelle participe à l'inflammation. La myélite se re-
« connaît alors à l'apparition d'éléments nucléaires dans
« la commissure grise. Frommann a bien décrit cette
« altération dans la méylite subaiguë et l'a représentée
« très-nettement par une figure où l'on voit le canal

(1) RANVIER a fait, pendant son séjour au Val-de-Grâce, où il était
attaché lors du siége de Paris (1870-1871), quatre autopsies de tétanos
traumatiques. Les pièces ont été recueillies de 4 à 12 heures après la
mort et enlevées par lui avec le plus grand soin; elles ont été traitées
par la méthode classique que cet histologiste a décrite dans ses anno-
tations à l'ouvrage de Frey. Des coupes de la moelle ont été pratiquées
à différentes hauteurs et elles n'ont jamais présenté que l'état normal
de cet organe. (Communication verbale, avril 1872.)

(2) MICHAUD. *Archives de physiologie.* Janvier et février 1872.

« central oblitéré par des cellules renfermant plusieurs
« noyaux, et autour du canal central d'autres cellules,
« soit fusiformes, soit étoilées, renfermant de un à
« quatre noyaux. » Et plus loin il ajoute : « Les lésions
« multiples de la moelle épinière que nous venons
« d'étudier successivement nous semblent devoir se
« résumer dans la dénomination de *myélite centrale
« suraiguë*, qui exprime suffisamment leur nature, leur
« siége et la rapidité de leur développement. »

Mais cette myélite est-elle la cause des symptômes
tétaniques ou n'est-elle qu'un élément très-secondaire
de la maladie ? C'est là une question à laquelle nous ne
pouvons donner de réponse aujourd'hui.

Il ne faudrait pas cependant que la différence si
accentuée qui existe entre la symptomatologie du tétanos et celle de la myélite aiguë fît repousser absolument leur commune origine. Si l'on se reporte, en
effet, à l'étude des myélites chroniques, les différences entre la paraplégie due à une affection chronique de
la moelle et l'ataxie locomotrice progressive ne parais-
saient-elles pas aussi tranchées ? Et cependant aujour-
d'hui tout le monde est d'accord pour rapporter au
même processus ces deux affections. Cette anomalie a
été expliquée naturellement par la localisation de l'inflammation dans des départements différents de la
moelle ; ne voyons-nous pas déjà dans la myélite aiguë
cette même localisation aux cellules antérieures de la
moelle déterminer un ensemble symptomatique tout
spécial ? C'est donc là une question à l'étude et à laquelle
le temps seul peut apporter une solution.

Myélite dans l'infection purulente. — Gull, comme

nous l'avons vu précédemment dans les paraplégies urinaires, a trouvé des phlébites ayant déterminé une méningo-myélite aiguë ; l'infection purulente peut-elle produire les mêmes désordres ? Voici une très-curieuse observation d'Henri Liouville, où une ostéo-périostite suppurée a été accompagnée d'infection purulente et d'une méningo-myélite aiguë.

Obs. XII. — *Périostite suppurée d'une phalange. — Infection purulente consécutive. — Symptômes typhoïdes. — Myélite aiguë.*

Observation due à M. Henri Liouville.

Le 14 décembre 1871, le nommé B..., âgé de 18 ans, après une journée passée à casser de la glace par un temps des plus froids, éprouvait une fatigue telle, qu'il devait s'aliter.

D'ailleurs, il ne se plaignait guère que de douleurs plus ou moins vives le long des rachis, surtout a la partie lombaire.

Ni troubles cérébraux, ni troubles digestifs.

Douze ventouses appliquées aux points douloureux n'amenaient pas de soulagement : aussi n'hésitait-il pas à se faire transporter à l'Hôtel-Dieu, le 19 décembre 1851, où il était reçu au N° 20, de la salle Sainte-Jeanne (service de M. Béhier).

Interrogé avec soin, il ne fournit d'autres renseignements que ceux qui précèdent et n'accuse rien qui ressemble au début d'une fièvre typhoïde. — Cependant l'on constate avec le dicrotisme du pouls, qui est à 100, une température axillaire de 40° 2.

Mais ce sur quoi le malade attire surtout l'attention, c'est sur l'impossibilité où il est de marcher.

Examiné à ce point de vue, l'on ne trouve aucune douleur localisée ni dans les masses musculaires, ni dans les articulations, et cependant c'est à peine si B... peut détacher les talons du lit et fléchir les membres; c'est surtout à gauche que ces troubles sont prononcés.

La sensibilité est intacte sur toute l'étendue du corps, mais on chatouille la plante des pieds sans provoquer de mouvements réflexes.

Disons enfin que les pupilles, contractiles, égales, paraissent légèrement dilatées.

20 *décembre.* — La nuit a été très-agitée : délire furieux, nécessitant l'emploi des entraves. — Au moment de la visite, B... est plus calme et signale des douleurs dans les membres supérieurs et dans les parois abdominales. Celles-ci sont dures, tendues, et accusent nettement une hypérémie musculaire.

Le pouls est resté à 100 — la température a augmenté de deux dixièmes.

Mais l'on est frappé, si l'on veut fléchir la tête, de la résistance qu'offre le malade qui accuse une douleur vive, provoquée par ce mouvement. — D'ailleurs, état général ataxique : langue fendillée, lèvres sèches, parole brève, *pupilles contractées.*

30 *décembre au soir.* — Délire intense, hallucinations de la vue et de l'ouïe, dilatations des pupilles, impossibilité de fléchir la tête, tant la douleur est vive à la nuque.

21 *décembre.* — La journée a passé sans amener de changements appréciables; la miction continue a été facile et la constipation persiste. — On remarque seulement un fait passé jusqu'alors inaperçu, à savoir une petite plaie avec rougeur, chaleur et gonflement du pouce de la main gauche.

22 *décembre.* — Si la nuit a été plus calme, c'est qu'une période semi-comateuse paraît succéder à l'excitation de la veille; ce qui empêche d'ailleurs toute illusion au point de vue du pronostic, c'est de trouver un pouls à 152, et une température à 40° 6.

Le facies est peu altéré, les lèvres sont toujours sèches, fuligineuses, la tête peut subir quelques mouvements, sans que le malade paraisse en avoir conscience.

Il en est de même de la contracture des muscles abdominaux qui a fait place à un relâchement avec flaccidité.

La verge, en érection persistante depuis quelques jours, commence à revenir à l'état normal. Notons, d'ailleurs, qu'il ne paraît y avoir jamais eu d'éjaculation.

On continue l'usage du bromure de potassium, que l'on a porté successivement depuis l'entrée du malade, à 2 grammes, 3 grammes et 4 grammes ; on y joint des potions vinaigrées et des frictions mercurielles aux quatre membres.

22 *décembre au soir*. — L'état du malade s'est encore aggravé. — Le faciès est profondément altéré. — Le pouls, petit, irrégulier, misérable, oscille autour de 14°, et la température, prise à deux fois différentes, s'élève à 42° 0. — La respiration irrégulière, embarrassée, s'accompagne sans signes sthétoscopiques pulmonaires d'écume à la bouche. — Les lèvres toujours sèches sont animées par moment de contractions fibrillaires.

Nous voyons de même des secousses musculaires dans les quatre membres, secousses non-seulement spontanées, mais que l'on peut encore provoquer par la pression.

A la sensibilité normale a succédé une hyperesthésie notable, en même temps que l'on constate les raies méningitiques, très-faciles à produire.

Photophobie. — Résolution des membres inférieurs.

Mort ce même jour, à dix heures et demie du soir.

Examen cadavérique. — Une heure après le décès, on constatait l'absence de raideur cadavérique, avec une température axillaire (c'est dans l'aisselle qu'on a pris la température pendant la durée de la maladie) de 42° 5.

Douze heures plus tard, la rigidité cadavérique est dans toute sa puissance, et la température est de 27° 4.

Nous allons maintenant signaler les altérations par appareil :

Autopsie. — L'examen de l'abcès du pouce nous montre : décollement du périoste de la partie antérieure et dorsale de la deuxième phalange par une collection qui n'était pas nettement circonscrite, mais qui avait de la tendance à se fixer vers la région palmaire, le long de la gaine des fléchisseurs.

Le pus est phlegmoneux et de bonne nature. Les gaines de l'extenseur et du fléchisseur sont intactes. L'os au niveau du décollement est rugeux et présente le premier degré de l'ostéite.

1º *Appareil digestif.* — C'est à peine s'il existe une légère hypérémie des plaques de Peyer ; ainsi est confirmée cette partie du diagnostic : pas de fièvre typhoïde ; foie et rate congestionnés, mais sans autre altération.

2º *Appareil circulatoire.* — Nous n'avons à signaler que l'absence de toute lésion spéciale récente, pouvant justifier l'état du sujet. — Cependant il existe quelques légères ecchymoses sous-péricardiques, et pénétrant même un peu dans le tissu musculaire cardiaque.

3º *Appareil urinaire.* — Dans les reins congestionnés, un certain nombre de petites masses jaunâtres rappellent l'aspect des abcès métastatiques.

4º *Appareil respiratoire.* — A la base des poumons, au milieu d'un état de congestion prononcée, on trouve des abcès ressemblant tout à fait à ceux qui viennent d'être signalés dans les reins. — Il en est de sous-pleuraux et d'intra-pulmonaires.

5º *Appareil cérébro-spinal :*

A. *Cerveau.* — État légèrement poisseux des méninges, dont les vaisseaux apparaissent congestionnés.

La substance cérébrale vascularisée surtout au voisinage du bulbe et de la protubérance, offre une consistance moindre qu'à l'état normal, mais cependant ne s'exulcère pas quand on cherche à en détacher la pie-mère.

B. *Moelle épinière.* — Friabilité des plus grandes au niveau du renflement lombaire : il existe, en ce point, une destruction de la moelle épinière qui forme une bouillie rouge brique d'un aspect sanieux, au milieu de laquelle on voit des vaisseaux dilacérés, et d'autres beaucoup plus volumineux, gorgés de sang. A ce niveau, il existe un état poisseux de l'arachnoïde qui est injectée, gluante.

La pie-mère adhère complètement à la superficie de la moelle, comme adhère le cerveau à la face interne des méninges dans les méningo-encéphalites aiguës. Les lésions sont surtout manifestes à la face postérieure de la moelle.

Les nerfs sont accompagnés de vaisseaux hypérémiés.

Sur d'autres parties de la moelle, on retrouve la vascularisation des méninges presque aussi considérable.

L'hypérémie de la face arachnoïdienne de la dure-mère, les plaques hémorrhagiques de la pie - mère (suffusion rouge), atteignent quelquefois 0 ^{m}. 02. Un état de mollesse et de friabilité aux moindres pressions est très-notable en quelques parties, surtout au niveau des renflements soit cervicaux, soit dorsal, mais nulle part la substance de la moelle n'est aussi profondément altérée qu'au niveau du renflement lombaire.

Sur les coupes qu'il est encore possible de faire sur la moelle, on distingue une vascularisation notable de la substance blanche de la partie latérale et postérieure, entre les deux cornes.

Sur le bulbe assez dur, l'hypérémie est encore notable, surtout en arrière et latéralement.

Sur une coupe faite à 0^m. 15, au-dessous des brides du calamus on distingue deux vaisseaux centraux, fortement gorgés, faisant une tache apoplectique au milieu d'un pointillé hémorrhagique.

Examinée au microscope, à l'état frais, la bouillie rougeâtre qui remplace une partie de la moelle à ce niveau, présente des tubes sectionnés, des vaisseaux dilatés.

Au milieu de ces différentes parties, existent de nombreuses granulations grises, fixes, disséminées. Très peu sont agglomérées et forment des corps granuleux.

Dans quelques points, existent des gouttelettes huileuses, de dimension variable, quelques-unes très allongées, volumineuses, à réfringence particulière.

Cet état granuleux et hémorrhagique dominait surtout dans les préparations fraîches. Mais plus tard de nouveaux examens ont démontré qu'il s'agissait bien des lésions manifestes du début de la myélite aiguë, surtout marquées au niveau du renflement lombaire.

On peut se demander s'il existait un lien entre la myélite et l'infection purulente déterminée par la périostite suppurée. N'y avait-il pas plutôt coïncidence, cet homme, comme casseur de pierres, ayant été exposé au froid et à de grandes fatigues ?

Myélites consécutives aux maladies générales. — Les phlegmasies aiguës de la moelle qui se développent dans le cours des maladies générales sont excessivement rares, et nous n'avons pu trouver aucune observation positive de ces sortes de myélite.

Myélite aiguë dans le cours du rhumatisme. — Dans le rhumatisme que l'on a souvent invoqué, ce sont surtout, soit des phénomènes congestifs, soit des inflammations des méninges que l'on observe et les symptômes fonctionnels qu'ils déterminent sont le plus souvent passagers. Que l'on parcoure, en effet, les observations de Bouilland (1), Grisolle (2), Hutchinson (3), Gintrac (4), Ball (5), et l'on n'y trouvera que des symptômes de méningite et de congestion médullaire.

N'oublions pas à propos du rhumatisme que les maladies de la moelle peuvent, comme l'ont montré Mitchel (6), Remak (7), Charcot (8), Ball (9) ; déterminer des arthropathies que l'on a confondues avec des affections articulaires, de nature rhumatismale (obs. XI) ; c'est là une cause d'erreur qu'il faut éviter.

Myélite aiguë dans le cours du typhus et de la fièvre typhoïde. — Il en est de même des phénomènes para-

(1) BOUILLAUD. *Traité du rhumatisme et Traité des maladies du cœur*, t. I.

(2) GRISOLLE. *Traité de pathologie interne*, t. II.

(3) HUTCHINSON. *Lancette*, 1838-1839.

(4) GINTRAC. *De la méningite rhumatismale.* Bordeaux, 1865.

(5) BALL. *Du rhumatisme viscéral*, 1866.

(6) MITCHEL. *American journal of the medical soc.*, t. VIII, p. 55, 1831.

(7) REMAK. *In Allgem. Med. Central Zeitung.* Berlin, 11 mars, 1863.

(8) CHARCOT. *Journal de physiologie*, 1859.

(9) BALL. *Gaz. des hôpitaux*, 1869.

lytiques qui se montrent dans le cours du typhus ou de
la fièvre typhoïde. Ces paraplégies doivent se diviser
en deux groupes(1), les unes, qui sont tardives, rentrent
dans ce groupe des paralysies consécutives aux maladies aiguës, que le professeur Gubler (2) a si bien
étudiées. Elles ne s'accompagnent pas de désordres
matériels du côté de la moelle. Les autres, au contraire, qui sont précoces, s'accompagnent, il est vrai,
de lésions de l'axe spinal, mais ce sont toujours des
congestions de la moelle et des méningites plus ou
moins accusées ; la substance médullaire, elle-
même, est intacte. Hasse (3), Reil (4), Fritz (5) sont
des plus affirmatifs à cet égard, et Chedevergne (6), qui
a fort bien décrit ces altérations, insiste longuement
sur la différence qui existe dans l'anatomie pathologique entre les lésions cérébrales et spinales : d'un côté,
dit-il, il y a méningo-encéphalite; de l'autre, de la
méningite seulement.

Cependant nous avons trouvé une observation où le
ramollissement, produit rapidement pendant la vie, a
été constaté à l'autopsie ; cette observation, d'ailleurs
fort obscure, est consignée dans le travail de Crouzit (7)

---

(1) JACCOUD. *Loc. cit.*, p. 401.

(2) GUBLER. *Arch. gén. de méd.*, 1861.

(3) HASSE. *Krankheiten des Nervenapparates in Virchow's Handbuch.*
Erlangen, 1855.

(4) REIL. *Exercitat. anatom. fasc. prim. de structura nervorum.*
Halle, 1796.

(5) FRITZ. *Études cliniques sur divers symptômes spinaux observés
dans la fièvre typhoïde.* Paris, 1864.

(6) CHEDEVERGNE. *De la fièvre typhoïde et de ses manifestations con-
gestives, inflammatoires et hémorrhagiques.* Paris, 1864, p. 137.

(7) CROUZIT. Thèse de Paris, 1827. Robert. *De la paraplégie consécutive à la fièvre typhoïde,* 1862.

sur la gastro-entérite. Il s'agit d'un jeune homme de vingt-huit ans, qui entra à la Pitié le 18 avril 1825, et qui, après avoir offert dans le cours d'une gastro-entérite une faiblesse insolite dans les membres abdominaux, fut pris d'une paralysie complète avec conservation de la sensibilité ; il eut de la rétention d'urine, de la cystite, des eschares considérables au sacrum et succomba à ces accidents.

A l'autopsie, on trouvait la dure-mère fongueuse, les cordons antérieurs de la moelle ramollis et désorganisés dans l'étendue de trois pouces et demi, les cordons postérieurs étaient légèrement altérés dans l'étendue d'un pouce. Mais ce sont là des cas exceptionnels.

Résumé. — Ayant ainsi terminé l'étiologie de la myélite aiguë, nous pouvons la résumer dans le tableau suivant :

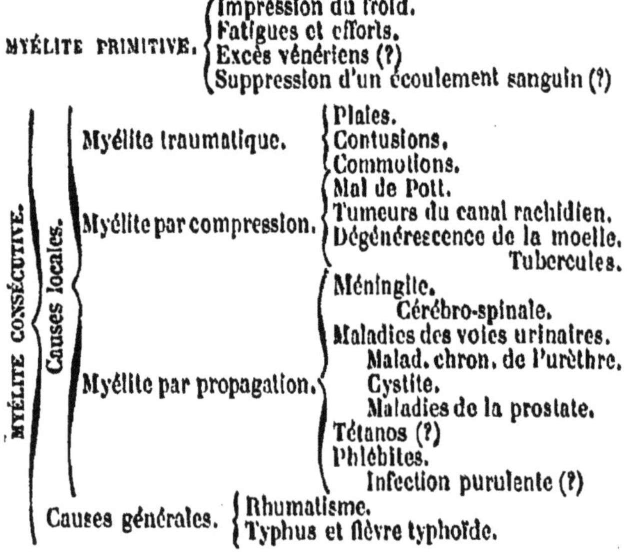

ANATOMIE PATHOLOGIQUE

Considérations générales. — L'anatomie pathologique est la partie la plus importante de notre travail : aussi allons-nous entrer ici dans de longs développements, et, après avoir résumé les phénomènes que détermine l'inflammation dans les tissus et particulièrement dans l'encéphale, nous étudierons d'abord, d'une façon générale, l'anatomie pathologique de la myélite aiguë, puis nous consacrerons à chacune de ces variétés une description spéciale.

Inflammation en général. — Que se passe-t-il dans un tissu enflammé, quel que soit d'ailleurs ce tissu, foie, rein, poumon, tissu cellulaire ? C'est la première question qu'il faut s'adresser, c'est elle qu'il faut résoudre avant de nous engager dans l'étude délicate de la myélite aiguë. La science a prononcé sur la plupart des faits, et, si quelques points de doctrine séparent encore les diverses écoles, nous n'avons pas à nous en préoccuper.

Inflammation du tissu conjonctif. — L'inflammation du tissu conjonctif ordinaire est bien connue, c'est la plus facile à produire par l'expérimentation, et, sans entrer dans le détail des faits, nous pouvons affirmer que les phénomènes qui se passent dans son sein sous une influence irritative sont les suivants :

Les cellules du tissu se gonflent, un protoplasma nouveau s'accumule autour d'elles, leur noyau se divise, et sont la source de cellules nouvelles, cellules petites, arrondies, embryonnaires, indifférentes.

Cette formation de cellules embryonnaires au sein du tissu enflammé nous paraît être le phénomène capital, quel que soit leur mode de production, qu'on accepte la théorie des exsudats, celle de la prolifération ou bien l'opinion de Cohnheim, défendue aujourd'hui par beaucoup d'auteurs des plus recommandables.

En même temps, la substance conjonctive intermédiaire aux cellules se ramollit, se fond, tandis que les vaisseaux subissent des modifications importantes qui portent sur leur *contenu*, leurs *parois* et leurs *fonctions*.

1° Leur contenu : le sang les remplit, les distend, augmentant ainsi du double, du triple et plus quelquefois même leur calibre normal.

2° Leurs parois, d'abord gonflées et comme imbibées de suc, ont vu se multiplier leurs éléments cellulaires ; et là aussi, de très-bonne heure, naissent des cellules indifférentes.

3° Leurs fonctions : ils laissent en effet transsuder au dehors un liquide séro-fibrineux de nature probablement variable, selon le degré, la nature, le siége de l'inflammation, liquide nommé *exsudat*, qui baigne les éléments de formation nouvelle, favorise la dissociation de l'ancien tissu, alimente le nouveau et joue, du moins sur la vitalité des cellules embryonnaires, sinon sur leur formation, un rôle très-important.

En deux ou trois jours se détruit ainsi l'ancien tissu conjonctif, remplacé par un tissu nouveau (cellules embryonnaires, vaisseaux, exsudat) ; à ce moment, deux routes principales sont ouvertes, ou bien le tissu conjonctif va s'organiser, ou bien la suppuration va se produire.

Les cellules embryonnaires jouent encore ici le rôle principal ; c'est de leur organisation que dépend la formation du tissu conjonctif ; leur mort, au contraire, va déterminer la suppuration. La cellule de pus ne serait donc en réalité qu'une cellule embryonnaire morte.

Voilà comment les phénomènes se déroulent, et, quelques idées encore un peu théoriques mises à part, les faits sont aujourd'hui connus et établis.

De l'inflammation des parenchymes. — L'irritation expérimentale et l'inflammation spontanée aboutissent au même résultat pour ce qui concerne le tissu conjonctif où les phénomènes ont toute leur simplicité ; mais, s'il s'agit d'un organe où tous les auteurs distinguent un élément parenchymateux spécial uni au tissu conjonctif, l'effet se complique et l'inflammation semble prendre des allures différentes selon qu'elle frappe, soit surtout le parenchyme, soit le tissu conjonctif.

On peut dire d'une façon générale que l'élément parenchymateux se montre beaucoup plus sensible à l'inflammation que le tissu conjonctif ; et, tandis que celui-ci *prolifère* (ce mot accepté avec toutes les réserves des nouvelles doctrines), la cellule parenchymateuse au contraire se gonfle et se détruit rapidement. Voyez à cet égard et comparez les hépatites aiguës parenchymateuses aux interstitielles et vous saisirez de suite cette différence. On distingue donc aujourd'hui, dans un orgaue complet, les inflammations en parenchymateuses et en interstitielles.

Cela dit sur les inflammations en général, rapprochons-nous de notre sujet, et cherchons dans les travaux sur l'encéphalite quelque clarté pour élucider l'étude de l'inflammation de la moelle.

Inflammation de l'encéphale. — L'encéphale, en effet, est beaucoup plus souvent que la moelle le siége de l'inflammation. Des lésions primitives très-variées et plus nombreuses peuvent y déterminer souvent un travail d'irritation ; de plus cet organe s'est montré plus sensible aux expérimentations.

Dans ces dernières années surtout, de nombreux auteurs ont creusé cette question : Tigges (1) en 1863, Poumeau (2) et Bouchard en 1866, Hayem (3), ont fait des expériences nombreuses et variées pour éclairer l'histologie pathologique de l'encéphalite ; et, si des résultats différents ont été atteints, cela s'explique facilement quand on considère que leurs modes d'irritation ont varié, ainsi que la durée de l'expérience et l'espèce des animaux. Hayem, entre autres, dans sa thèse inaugurale, a donné le résumé de quelques expériences très-nettes touchant le processus inflammatoire.

On sait que le tissu nerveux de l'encéphale est composé essentiellement de cellules et de tubes nerveux, de vaisseaux et d'une trame conjonctive ou névroglie ; du moins, la plupart des auteurs admettent la nature con-

(1) TIGGES. *Pathologisch anatom. und phys. Untersuchungen zur Dement. paralyt. progr.* (Allg. Zeitschr. f. Psych., XX, 1863. — Analyse in Canstatt et Schm. JAHRB., 1864.)

(2) POUMEAU. *Du rôle de l'inflammation dans le tiss. cérébral.* Paris, 1866.

(3) HAYEM. *Étude sur les formes de l'encéphalite* (1868).

jonctive de ce tissu. Il y a là une série de mailles légères, espèces de réticulum dont les nœuds contiennent çà et là des noyaux, myélocites de Robin, ou cellules de la névroglie. Le vide des mailles renferme, comme dans une gangue, les éléments nerveux. Or, quand une irritation, injection d'un liquide caustique, par exemple, est portée sur un des points de ce tissu, les phénomènes dont il devient le siége sont des phénomènes inflammatoires, conduisant ou non à la suppuration, selon le mode d'irritation employé et le temps pendant lequel l'animal survit après l'opération.

Dans ces recherches, Hayem est arrivé à la formation assez facile du pus. D'autres expérimentateurs ne sont pas allés jusque là, mais tous ont vu le même fait important se produire et ont signalé le rôle capital que jouait la névroglie dans ce processus inflammatoire.

C'est un épaississement de la trame qui resserre peu à peu le vide des mailles et une formation abondante de noyaux ou de cellules embryonnaires. Bouchard, Hayem ont signalé, dans ces cas, l'intégrité au moins apparente des cellules nerveuses et des tubes nerveux; ce dernier expérimentateur, dans les conclusions de son travail où il résume les altérations de chaque élément, ne cite même pas les éléments nerveux, tant l'absence de lésion de ces parties lui avait paru complète. Mais, en revanche, nous y trouvons une étude attentive des phénomènes variés qui causent l'irritation de l'encéphale et qui sont constitués par le gonflement et la multiplication des cellules de la névroglie, l'épaississement du réticulum, des exsudats variables d'abondance, de qualité, de couleur et de consistance, hyperémie et prolifération des parois vasculaires, extravasation, désagrégation des éléments et des exsudats.

En somme, nous retrouvons dans le tissu nerveux les mêmes lésions fondamentales que dans le tissu conjonctif, et ces altérations se .passent toujours dans les cellules, dans la trame conjonctive, dans les vaisseaux.

Plus tard, surviennent les processus de résorption et de désintégration, ou encore d'organisation nouvelle ou de suppuration, mais ces conséquences de l'inflammation, par leur variété même, obéissent, on le comprend, à des causes très-diverses dont nous ne pouvons nous occuper ici.

Anatomie pathologique de la myélite aiguë en général. — Cette étude rapide de l'inflammation dans le tissu conjonctif et dans l'encéphale va nous servir dans l'étude de la myélite aiguë, et nous pouvons dès à présent entrer dans l'examen plus approfondi des phénomènes qui se passent dans une moelle enflammée. Cependant quelques détails de structure ne seront pas inutiles.

Considérations anatomiques. — La moelle épinière est, on le sait, un long cordon nerveux, contenu dans la cavité rachidienne et revêtu d'une enveloppe séreuse. Elle commence à l'entre-croisement des pyramides et finit à la queue de cheval.

Elle est formée de deux substances, blanche et grise.

La première enveloppe de ses cordons longitudinaux la substance grise et celle-ci forme, de chaque côté de la ligne médiane, deux colonnes principales unies entre elles par deux commissures. Ces masses centrales de substance grise se divisent essentiellement en cornes antérieures et cornes postérieures. Au centre de la commissure grise se trouve le canal épendymaire tapissé d'une couche régulière de cellules polygonales. Il existe encore des vaisseaux nombreux, remarquables, surtout les artérioles, par l'épaisseur de leurs parois.

Voilà, dans une très-rapide esquisse, la texture générale de la moelle.

Substance grise. — Au point de vue de la structure, nous noterons dans la substance grise, aux cornes antérieures et postérieures, l'existence de nombreuses cellules à un ou plusieurs prolongements, cellules que nous nous garderons de qualifier, comme a voulu le faire Jacubowitch et après lui Owsjannikow, en cellules motrices, sensitives et sympathiques. Ce qui est vrai d'une fonction ne l'est pas toujours d'un état anatomique, et l'examen le plus attentif ne nous permet pas de distinguer au point de vue histologique ces éléments si divers quant à leurs fonctions.

Les vaisseaux capillaires surtout sont nombreux, plus nombreux même que dans la substance blanche ; la névroglie est très-délicate, à mailles nombreuses et à réticulum fin : ici c'est plutôt, à vrai dire, une gangue nerveuse qu'un réseau véritable.

Substance blanche. — Dans la substance blanche, au contraire, ce réticulum est net ; le vide de ses mailles contient le cylindre-axe, entouré de myéline, les vaisseaux sont plus rares. Çà et là, des travées de tissu conjonctif, émanées de la pie-mère, fournissent à cet ensemble délicat une sorte de charpente de soutien.

Nous possédons maintenant toutes les connaissances nécessaires pour commencer avec fruit l'étude des lésions anatomo-pathologiques de la myélite aiguë.

Anatomie pathologique. — Quel que soit le point de

la moelle enflammé, quelle que soit l'étendue de cette inflammation, les principaux caractères du processus irritatif se retrouvent constamment.

On rencontre successivement, selon les périodes pendant lesquelles on examine le point enflammé, le *gonflement*, le *ramollissement*, la *résorption*, ou la *désintégration* du tissu.

Nous n'ignorons pas que dans beaucoup de circonstances le gonflement a pu échapper, quand le malade tardait à mourir, ou la résorption quand la mort était rapide, ou même le ramollissement qui serait cependant le caractère le plus commun de ces inflammations de la substance nerveuse.

Quelques auteurs décrivent même des myélites sans lésions apparentes à l'extérieur, ayant entraîné la mort; mais nous réservons ces formes inflammatoires pour un paragraphe spécial, et nous considérons ici le type de beaucoup le plus commun où se rencontrent successivement le gonflement, le ramollissement, la résorption. Nous étudierons à part chacun de ces états.

1er *Degré. Gonflement.* — Tous les auteurs qui se sont occupés de la myélite aiguë ont noté le gonflement, la tuméfaction des parties enflammées. Cette période correspond surtout à un développement considérable du calibre des vaisseaux qui sont gorgés de sang ; aussi remarque-t-on en même temps que le gonflement des parties, leur coloration rosée, rouge selon leur degré d'hypérémie.

Mais ce développement des vaisseaux n'est pas toujours un fait primordial et quelques auteurs s'accordent aujourd'hui pour admettre que l'irritation cellulaire est la véritable cause du fluxus : la cellule irritée s'anime d'une vie plus intense et détermine l'apport de matériaux plus abondants de nutrition.

Ce qui est certain, c'est que les vaisseaux plus volumineux ne sont pas la seule cause de tuméfaction de la
partie malade : la trame conjonctive et la substance
nerveuse même y prennent une grande part. On trouve
en effet, à cette période du processus, les cellules de la
névroglie plus ou moins augmentées de volume; leurs
noyaux, surtout, sont gonflés, et des masses de protoplasma nouveau s'accumulent autour d'eux. On peut
voir alors se former dans ce tissu si délicat de véritables plaques cellulaires, rappelant celles que Robin a
découvertes dans la moelle (cellules gigantesques des
Allemands). Hayem mentionne des observations de
faits semblables.

Mais ce n'est pas tout : le réticulum se gonfle, les
travées s'épaississent en se troublant; leurs contours
sont moins nets, leur aspect louche et granuleux et les
mailles, en se rétrécissant, provoquent l'irritation et le
tiraillement des tubes et des cellules nerveuses qu'elles
contiennent.

Nous ne saurions trop insister sur cet état général
de tuméfaction, trouble de la névroglie. C'est là un
fait capital dans les inflammations expérimentales du
tissu nerveux et aussi dans la plupart des myélites spontanées. Mais les éléments nerveux ne restent pas impassibles, au milieu de modifications si importantes dans
le tissu qui les entoure. Il est vrai que dans la plupart
des expériences faites sur l'encéphale (car on détermine
plus difficilement des myélites expérimentales), on n'a
paru déterminer aucune altération des éléments nerveux
(Poumeau et Bouchard), et même ils restent sains, lors-

que la suppuration du tissu conjonctif se produit. (Hayem).

Quelques faits nouveaux semblent en contradiction formelle avec ce résultat. Déjà Frommann (1) avait noté le gonflement des tubes nerveux dans certains cas de myélite aiguë, non-seulement du foyer même de l'inflammation, mais encore à une certaine distance. Plus récemment Charcot (2) trouva les mêmes lésions et de plus un gonflement bien manifeste des cellules nerveuses des cornes antérieures ; il s'agissait d'un mobile dont la moelle avait été coupée par une balle en haut de la région dorsale, qui succomba vingt-quatre heures après l'accident et dont la moelle offrit une augmentation considérable et disséminée du volume des cylindres-axes. Joffroy (3), dans un cas de myélite spontanée, a noté la même altération des cylindres-axes et dans des points éloignés du foyer. Des coupes longitudinales que cet habile histologiste a bien voulu nous soumettre, lui ont permis de reconnaître qu'il s'agissait de véritables renflements ampullaires et fusiformes atteignant des groupes de cylindres-axes et des cylindres isolés.

Le fait le plus remarquable est celui d'une femme de cinquante-huit ans, succombant en huit jours, à la Pitié, à la suite d'une hémorrhagie de la moelle cervicale et observée par Bourneville (4); Charcot, qui fit l'examen histologique des lésions, trouva là aussi les dilatations

(1) FROMMANN. *Untersuchungen über die normale und patholog. Anatomie des Ruckenmarkes.* Jend. 1864, p. 98-99 et p. 104-105. — Voyez aussi dans le même ouvrage les figures 11 et 12 de la pl. IV.

(2) CHARCOT. *Archives de physiologie,* janvier-février 1872, p. 93.

(3) JOFFROY.   *Id.*   *id.*   *id.*, p. 95.

(4) BOURNEVILLE. *Gazette médicale*, 1871, p. 451.

moniliformes des cylindres-axes et, de plus, un gonflement *colossal*, selon son expression, des cellules multipolaires des cornes antérieures. Nous ne pouvons
résister au désir de citer ici cette observation si con-
sciencieuse :

« Mais ce qui frappe surtout dans cet examen, ce
« sont les dimensions vraiment *colossales* que pré-
« sentent, dans la corne antérieure gauche de la subs-
« tance grise, au voisinage du foyer sanguin, les *cel-*
« *lules nerveuses multipolaires*. Ainsi, tandis que les
« plus grosses cellules de la corne droite mesurent en
« moyenne, dans leur plus grand diamètre, $0^{mm}0495$,
« celles de la corne gauche peuvent atteindre jusqu'à
« $0^{mm}0825$. Les moins volumineuses parmi ces der-
« nières ont encore un diamètre qui mesure $0^{mm}0656$.
« D'ailleurs les cellules tuméfiées ne sont pas seulement
« plus volumineuses qu'à l'état normal, elles sont de
« plus manifestement déformées. Elles ont perdu leur
« forme allongée et sont globuleuses; on les dirait dis-
« tendues à l'excès, et leurs parois sont comme bosselées.
« Les prolongements de ces cellules n'offrent plus, eux-
« mêmes, leur gracilité habituelle; ils sont épaissis et
« tortueux. La substance qui constitue le corps des cel-
« lules ainsi altérées se colore d'ailleurs fortement par
« le carmin; elle est finement granuleuse, légèrement
« opaline et, de plus, quelque peu opaque, car l'œil pé-
« nètre difficilement jusqu'à la masse pigmentaire et au
« noyau; ce dernier, toutefois, ainsi que le nucléole ont
« toujours paru présenter les caractères de l'état phy-
« siologique. J'ai été assez heureux pour rendre M. Loc-
« kart Clarke, lors de son dernier séjour à Paris,

« témoin de toutes les particularités qui viennent d'être
« signalées.

« Les coupes longitudinales font reconnaître l'aspect
« moniliforme de la plupart des cylindres-axes déjà
« noté dans les deux premières observations. Mais un
« fait propre au troisième cas, c'est qu'un certain
« nombre de ces cylindres volumineux conservent leurs
« dimensions anormales uniformément dans une grande
« étendue en longueur, sans trace de dilatations et de
« rétrécissements. Un dernier point, qui doit être relevé
« tout particulièrement, c'est que, dans ce même cas,
« un premier examen fait à l'état frais avait permis de
« reconnaître la tuméfaction des cylindres-axes ; de telle
« sorte qu'il ne saurait s'agir là d'un produit de l'art,
« d'un résultat accidentel du mode de préparation. » (1)

Ainsi, non-seulement les vaisseaux et leurs parois,
non-seulement les cellules et le réticulum de la névroglie, mais les cellules et les tubes nerveux, participent
au gonflement des parties enflammées.

Ce qui nous frappe le plus dans ces observations,
c'est ce fait : les irritations expérimentales ont porté
leur action de préférence sur la névroglie, au moins
pour ce qui concerne le tissu nerveux de l'encéphale, et
l'analogie de tissu peut nous permettre de conclure à la
ressemblance des lésions. Au contraire, les altérations
des éléments nerveux, des éléments nobles sont fréquentes dans les myélites spontanées ; de plus ces
lésions s'étendent loin du foyer de l'inflammation. Nous
verrons plus tard, quand nous discuterons la nature de

____

(1) CHARCOT. *Loc. cit.*, p. 97.

la paralysie infantile, le parti qu'on peut tirer de ces faits.

Qu'il nous suffise de savoir, pour le moment, que dans le premier degré anatomo-pathologique de la myélite aiguë, toutes les parties constituantes du tissu, peuvent y prendre part. Seule la myéline a toujours semblé plutôt diminuée et comme étranglée autour du tube nerveux.

2° *Degré. Ramollissement.* —Le ramollissement est le fait capital dans toutes les inflammations aiguës qui durent quelques jours. Tous les auteurs l'ont mentionné, et nous savons qu'il peut atteindre un tel degré que le tissu de la moelle est transformé en une véritable bouillie.

La couleur de ce tissu ramolli est assez variable, selon les circonstances : l'âge, le degré, la cause peut-être de la myélite. — Rouge ou blanc, jaune ou gris, ou encore couleur chocolat ou café au lait, toutes ces teintes dépendent beaucoup de la quantité de sang extravasé.

Le plus ordinairement cependant, le tissu de la moelle passe par des dégradations successives de couleur, qu'explique la transformation des matières colorantes du sang. D'abord rouge, comme à la période du gonflement, bientôt diapré de taches sanguines ou teinté uniformément en rouge vif, il se décolore en jaune gris ou chocolat, selon la rapidité des transformations de l'hématosine ; plus tard enfin, le ramollissement de la moelle peut être presque entièrement décoloré.

Ce serait ici le cas de jeter en passant un coup d'œil sur les diverses espèces de ramollissements qu'on peut observer dans la moelle, mais comme nous n'avons à nous occuper ici que du ramollissement inflammatoire, nous nous réservons d'aborder brièvement cette question au chapitre du Diagnostic.

Voyons maintenant les phénomènes intimes qui se passent dans le ramollissement inflammatoire.

Exsudat. — C'est au moment où les vaisseaux turgides laissent transsuder un exsudat que doit commencer le ramollissement; des globules blancs du sang et souvent aussi des globules rouges qui teignent çà et là les foyers d'inflammation s'échappent presque toujours avec l'exsudat; enfin si les parois vasculaires se rompent en quelque point, il se fait en plein tissu médullaire de véritables extravasations hémorrhagiques.

Michaud (1) a insisté beaucoup sur l'exsudat, sur son abondance et sa valeur capitale dans la myélite de la commissure grise, qu'il considère comme la lésion essentielle du tétanos. Il le décrit s'étendant comme une plaque amorphe au sein du tissu et dans la substance blanche, au milieu des tubes nerveux qui disparaissent et s'écartent devant lui. Michaud décrit aussi de véritables « *foyers d'exsudation* » dans lesquels il croit reconnaître ce que Lockhart Clarke (2) a décrit sous le nom de *plaque de désintégration, granuleuse et demi-fluide*. Pour Clarke, ces plaques sont le résultat d'une destruction moléculaire du tissu nerveux, dont les molécules se mélangent aux fluides exsudés. Pour Michaud, les plaques sont un simple exsudat.

Nous ne pouvons trancher ici la question, et sans

(1) Michaud. *Lésions du système nerveux dans le tétanos. Arch. génér. de médecine*, janvier-février 1872, p. 59.

(2) Lockhart Clarke. *On the pathology of Tetanus. Médic. chir. trans.*, t. XLVIII, London, 1865.

méconnaître la valeur des observations de Michaud, nous nous permettrons de faire remarquer qu'il est quelques points de son examen histologique qui laissent quelques doutes dans l'esprit. C'est particulièrement l'état des tubes nerveux par rapport à ces plaques d'exsudat.

Quelle que soit l'opinion qu'on adopte, il n'en reste pas moins établi que l'exsudation joue dans le ramollissement de la moelle un rôle primordial, probablement capital; tous les auteurs ont signalé l'importance de l'exsudat et de sa nature sur le degré de ramollissement.

Dans les faits certains de myélite sans diminution de consistance de la moelle, l'exsudation aurait manqué ou aurait été peu abondante, tandis que dans les ramollissements semi-fluides il était abondant et séreux. Entre ces deux types extrêmes, on peut placer tous les intermédiaires.

Ce liquide sorti du vaisseau varie donc très-probablement de nature, et nous sommes obligés de reconnaître que ces différences et que les conditions de ces différences nous échappent dans la plupart des cas. Il est probable qu'elles dépendent de causes multiples : nature du sang, degré d'inflammation, causes de l'inflammation, etc.

Tantôt c'est un liquide séreux, tantôt un liquide albumineux ou fibrino-albumineux qui s'échappe des vaisseaux; mais, dans tous les cas, il paraît agir de même, quoique peut-être plus ou moins rapidement sur les éléments nerveux qu'il dissocie, écarte, fragmente et dont il détermine la mort moléculaire.

Altération des éléments nerveux. — Aussi, quand on examine à l'état frais un foyer de myélite en voie de ramollissement, trouve-t-on dans cette masse demi-fluide, et baignée d'un liquide incolore, les éléments nerveux en pleine voie de dissociation et de destruction.

Les tubes nerveux sont brisés, tortueux, en massue ou en boules (Engelken) (1), et leur myéline est éparse çà et là en groupes ou en globes à double contour, caractère persistant, quelles que soient la forme et le volume de la gouttelette de myéline.

Cette association en gouttelettes de la myéline est un des faits anatomiques les plus remarquables de la myélite et plus généralement de toutes les inflammations du tissu nerveux. Nous pensons que la réduction en gouttelettes de cette substance primitivement disposée en tubes engaînant le cylindre-axe, n'est pas une des causes les moins importantes du ramollissement inflammatoire plus considérable dans le tissu nerveux que dans les autres tissus.

Dans le tissu cellulaire ordinaire, par exemple, le ramollissement n'arrive qu'avec la suppuration; les premières périodes sont, au contraire, caractérisées par le gonflement et la rénitence des parties atteintes. Il n'en est pas de même dans le tissu nerveux : dans les cas de mort rapide par myélite aiguë qui se produisent vingt-quatre ou quarante-huit heures après l'invasion de la maladie, on peut déjà constater le ramollissement très-avancé du tissu médullaire. Eh bien! nous croyons que la réduction en gouttelettes de la myéline, qui entre pour une si grosse part dans la constitution de la moelle, peut nous aider à mieux comprendre ce phénomène. On sait du reste avec quelle facilité la myé-

(1) Engelken. *Loc. cit.*

line s'altère sous les diverses influences, irritation, congélation, etc.; et c'est toujours sa réduction en corpuscules à doubles contours de plus en plus ténus qui trahit son état pathologique.

Mais ces deux phénomènes nouveaux, *exsudats, réductions en gouttelettes de la myéline* ne sont pas les seuls, dans le ramollissement de la moelle.

Les cellules de la névroglie, que nous avons vues se gonfler, puis se multiplier dans le stade d'irritation, nagent bientôt en liberté dans l'exsudat et ne tardent pas à subir diverses modifications. Rarement on les voit se multiplier et se développer en assez grand nombre, sous forme de cellules de pus, pour donner lieu à une myélite purulente; rappelons seulement que dans ses expériences sur le cerveau, Hayem est arrivé facilement à ce résultat. Mais la myélite suppurée que cite Carswell (1) est un cas à peu près unique dans la science et tous les faits signalés par Gintrac (2) sous le nom de myélite aiguë avec suppuration, ne sont en réalité que des méningites suppurées.

Le plus ordinairement les cellules indifférentes nouvelles subissent sur place la métamorphose graisseuse; elles se dissocient rapidement en granulations graisseuses; elles gardent cependant leur forme arrondie, globuleuse et deviennent une des variétés des corps granuleux. Ce sont ces derniers que les auteurs décrivent comme possédant toujours un noyau.

On sait que la plupart des histologistes admettent que

---

(1) CARSWELL. *Illust. of the elementary forms of disease.* London, 1838.

(2) GINTRAC. *Cours théorique et pratique de pathologie interne,* t. VIII, p. 705.

le groupement des granules graisseux donne naissance à d'autres corps granuleux (corpuscules de Gluge) souvent plus gros, moins réguliers, beaucoup plus abondants surtout dans la nécrobiose (Bouchard).

Altérations des vaisseaux. — Nous voulons maintenant appeler un instant l'attention sur l'état des vaisseaux. On sait que dans le tissu nerveux, ils sont entourés par ce que Robin a décrit le premier sous le nom de gaîne lymphatique, sorte d'enveloppe à distance de la tunique moyenne. Or, tous les auteurs qui se sont occupés soit de l'encéphalite, soit de la myélite, ont noté avec beaucoup de soin la multiplication très-abondante des cellules lymphatiques que la gaîne contient à l'état normal. Cette multiplication peut être portée à ce point, que le vaisseau, sur une coupe perpendiculaire, semble complétement enveloppé par un manchon de cellules. Damaschino et Roger ont décrit de semblables lésions dans la myélite localisée de la paralysie infantile.

Les cellules nerveuses et les tubes nerveux méritent une mention toute spéciale : nous les avons vus, dans cette première période de gonflement, prendre des dimensions trois et quatre fois plus grandes qu'à l'état normal, et cela dans certains cas seulement ; et puisque l'attention s'est depuis peu de temps portée sur ce point d'anatomie pathologique, peut être trouvera-t-on désormais ces éléments plus souvent altérés ?

Quand cet état de gonflement a duré un certain temps, quelques jours, quand les tubes nerveux sont depuis quelque temps tuméfiés, variqueux, bosselés, on les voit bientôt se fendiller çà et là, et l'agrandissement de ces fentes détermine rapidement la fragmentation

des tubes en petites masses irrégulières et indépen-
dantes. A ce moment, le tube nerveux est détruit, mais
déjà, depuis longtemps, sa myéline d'enveloppe s'était
dissociée en gouttelettes (Fromman, Muller, Charcot).

On n'a pas encore, que nous sachions du moins,
indiqué la désagrégation des cellules nerveuses, mais il
est probable qu'elles subissent souvent la même fragmentation ; car on sait qu'on les retrouve difficilement dans
le tissu ramolli du foyer d'inflammation.

D'autres fois cependant et spécialement dans les
inflammations expérimentales, les observateurs les ont
retrouvées intactes.

Ainsi, en résumé, nous trouvons dans un foyer
ramolli de myélite :

1° Des débris de cellules et de tubes nerveux.

2° Des vaisseaux hypérémiés et dont la gaîne lymphatique est gorgée de cellules.

3° Des gouttelettes de myéline.

4° Des agrégats et des corps granuleux.

5° Des granulations graisseuses et pigmentaires.

Ajoutons quelques cristaux gras, rares cependant et
plus souvent, peut-être, résultats de la transformation
cadavérique.

3ᵉ *Degré. Désintégration. Résorption.* — Cette période peut manquer absolument ; elle manque même
dans la plupart des cas, sauf dans les myélites partielles qui permettent une plus longue existence. C'est,
le plus souvent, à la période de ramollissement qu'on
est appelé à observer les foyers de myélite aiguë.

Cependant, il peut se faire que, les choses étant dans

l'état que nous avons décrit plus haut, le processus passif de désintégration moléculaire se poursuive plus loin.

Au bout d'un temps assez long, toute la masse se transforme en granulations protéiques, graisseuses ou pigmentaires. Le foyer de la myélite a déjà perdu beaucoup de son volume. La résorption n'attend pas que tous les éléments soient arrivés à ce degré de désagrégation pour commencer son œuvre; peu à peu, à mesure que les divers tissus se réduisent en granulations, celles-ci disparaissent, emportées dans ce mouvement moléculaire de réparation, seule trace de la vie dans ces régions désorganisées.

Au gonflement primitif, au ramollissement général, succède l'aplatissement du foyer; puis peu à peu la raréfaction de son contenu produit bientôt une cavité réelle ou même, selon les cas, une cicatrice.

Des lacunes. — Nous ne savons si les cicatrices d'anciens foyers comptent des observations bien nettes dans la science, mais on a certainement trouvé souvent de véritables lacunes au lieu même d'une ancienne inflammation. Presque tous les auteurs les ont décrites comme de petites cavités, de volume et de forme variables, contenant un liquide plus ou moins transparent, plus ou moins fluide et surtout limitées de toutes parts par un tissu nouveau induré, tissu sclérosé, épaississement de la névroglie. Quelquefois des brides de tissu conjonctif ou des vaisseaux oblitérés traversent en divers sens la cavité; et l'on a, comme on le voit, devant les yeux, une sorte d'enkystement cellulaire, tel qu'on en trouve souvent dans les lésions de diverses natures, surtout dans les ramollissements de l'encéphale. Joffroy nous a fait voir des préparations qui montrent ces lésions de la façon la plus nette.

Nous n'insisterons pas davantage sur cette période du processus inflammatoire de la myélite aiguë. Nous en avons fini avec les descriptions anatomo-pathologiques générales des cas les plus communs; et il nous reste, avant d'aborder les espèces de myélite, à parler de certains formes d'inflammation aiguë de la moelle qui sortent complétement du cadre le plus commun, que nous venons de tracer.

Myélite sans ramollissement. Myélite hyperplastique. — Quand on se bornait à étudier les organes malades à l'œil nu, on ne connaissait pas d'autres formes de myélite aiguë, et le ramollissement avec changement de coloration était le caractère univoque de l'inflammation médullaire.

Aujourd'hui tous les anatamo-pathologistes décrivent une forme de myélite aiguë ou même subaiguë dans laquelle on ne trouve ni ramollissement, ni changement de coloration bien marqué.

Et cependant cette moelle en apparence saine a subi de si graves lésions que la mort, et une mort rapide, peut être la conséquence de ses altérations. Le microscope seul, on le comprend, pouvait jeter quelque lumière dans un pareil sujet.

En effet, à peine trouve-t-on un peu de tuméfaction, à peine un changement accentué de coloration du tissu, et cependant les lésions histologiques sont, au fond, les mêmes que dans les cas précédents, surtout en ce qui concerne la période de gonflement.

Les vaisseaux sont peu développés, l'exsudat peu abondant ou nul, et aussi la dissociation des éléments peu importante.

7

Il faut ajouter cependant, et c'est là le point capital, que dans ces formes de myélite, les éléments nerveux subissent peu de modifications. On les voit conserver longtemps leurs attributs, tandis qu'au contraire, l'effort de l'inflammation porte plus spécialement sur le tissu conjonctif qui forme la trame intermédiaire.

La névroglie s'épaissit; ses mailles rétrécies compriment de toutes parts les éléments nerveux.

C'est, comme on le voit, une sorte de *myélite hyperplastique*, qui mérite d'être opposée aux myélites avec ramollissement, myélites essentiellement destructives ; car les différences fondamentales anatomo-pathologiques ne se retrouvent pas aussi tranchées dans la clinique, puisque la mort dans ces cas de myélite hyperplastique peut survenir dans un court espace de temps, quelques semaines par exemple.

Il est bon de faire remarquer qu'à égal degré de généralisation, les myélites destructives déterminent des phénomènes plus rapidement graves ou mortels, que les myélites hyperplastiques.

Notons aussi que ces dernières formes d'inflammation de la moelle, bien étudiées surtout par Frommann, peuvent être, soit générales, soit partielles en foyer avec des degrés de variété très-différents; absolument comme les myélites destructives.

On peut rencontrer évidemment tous les degrés intermédiaires entre la myélite aiguë, notre type de description et d'étude, et la myélite hyperplastique chronique ou sclérose de la moelle.

Aussi n'insisterons-nous pas plus longtemps sur cette forme de la myélite.

Induration. — Nous ne pouvons pas ne pas dire quelques mots d'un état particulier du tissu médullaire, désigné par les auteurs sous le nom d'induration, et qui, pour quelques-uns, Reeves (1), par exemple, serait non pas une forme spéciale, mais un état transitoire, un stade dans la marche de la myélite aiguë ordinaire. Nous croyons devoir citer ici le travail de Engelken.

Après avoir décrit' les deux formes principales de myélite aiguë : 1° *myélite aiguë centrale;* 2° *myélite en foyer;* l'auteur arrive à un troisième paragraphe intitulé : *Indurations,* où on lit ce qui suit :

« Une autre forme de la myélite, c'est l'induration
« des parties malades : cet état succède quelquefois si
« rapidement à une inflammation aiguë mortelle, qu'on
« a pu le prendre à l'autopsie pour un degré de la myé-
« lite aiguë. Reeves a soutenu dernièrement que le
« ramollissement inflamm…e était précédé de cette
« induration à laquelle il décrit des symptômes spé-
« ciaux. »

Mais Engelken (2) ajoute : « Les observations nouvelles
« éparses dans la littérature médicale n'ont constaté
« rien de semblable ; nous sommes donc autorisés à
« douter, jusqu'à preuve plus ample, de l'exactitude des
« observations de l'auteur anglais ; l'induration est
« presque toujours le produit d'un processus inflamma-
« toire chronique. »

Nous approuvons absolument, pour notre compte, ces réflexions et ces conclusions d'Engelken. Roger et Damaschino, dans leur récent travail sur la paralysie spinale, parlent de l'induration de la moelle dans un esprit absolument semblable.

(1) REEVES. *Médical Times.* Feb. 1845.
(2) ENGELKEN. *Loc. cit.*

Nous avons achevé la description des lésions générales de la myélite, quelle que soit sa forme et son siége;
mais nous ne pouvons nous arrêter ici.

Chacune des formes principales d'inflammation de la
moelle mérite une place à part dans notre travail.

Il existe trois types principaux parfaitement accusés
de myélite.

1° *La myélite centrale* ou *généralisée.*

2° *La myélite localisée* ou *en foyer.*

3° *Myélite aiguë des cornes antérieures.*

Non-seulement les lésions anatomo-pathologiques,
mais encore les symptômes cliniques permettent de différencier ces deux formes principales.

Myélite aiguë centrale généralisée. — Les longs détails dans lesquels nous venons d'entrer nous permettent de passer très-rapidement sur cette forme.

1° Elle est caractérisée par un gonflement plus ou
moins considérable et généralisé dans toute la hauteur
de la moelle; c'est dans le centre de cet organe, sur la
substance grise, que l'inflammation a porté son effort et
sur des coupes transversales on ne distingue plus nettement les deux substances; çà et là, autour du canal
épendymaire, de petits extravasats sanguins dans un
tissu rosé, rouge ou brunâtre et toujours ramolli; plus
tard, le ramollissement peut aller jusqu'à la liquéfaction
complète, tandis que la coloration change et passe au
jaune sale ou au gris. D'autres fois, mais beaucoup
plus rarement, c'est une accumulation de pus qui se
produit dans toute la hauteur de la moelle. Carsswell (1)
est le seul qui ait signalé une pareille lésion.

(1) CARSSWELL. *Illustr. of the elementary forms of disease.* London,
1838.

Myélite localisée ou en foyer. — Nous comprendrons
naturellement dans cette description anatomo-pathologique les cas très-nombreux de ramollissement partiel
dans l'épaisseur de la moelle, affectant isolément soit
les cordons antéro-latéraux, soit les cordons postérieurs.

On trouve dans ces cas à l'autopsie un foyer limité
de ramollissement, ordinairement rouge ou bien jaune
si la lésion remonte à une date ancienne. La distinction des deux substances blanche et grise est complétement impossible dans toute la hauteur du foyer qui
peut avoir le volume d'un haricot, d'une noisette ou
même s'étendre dans la longueur de deux pouces. Quelquefois la moelle est ainsi séparée en deux tronçons par
le ramollissement. Cette apparence extérieure du foyer
qui le rapproche d'une hémorrhagie ou des foyers d'en-
céphalites est de beaucoup la plus commune ; on a noté
cependant, dans un ou deux cas, l'accumulation du pus
en foyer, d'autres fois, au contraire, même dans les cas
assez récents, c'est une induration partielle d'une couleur jaune terne se confondant superficiellement avec les
parties restées saines. Quand la lésion est très-ancienne,
le point malade peut se ratatiner et former une plaque
cicatricielle peu consistante, comme feutrée, imbibée
d'une substance ocreuse et par place cinabrée (Hasse) (1)

Hasse a vu encore au centre d'un foyer de ramollissement rose pâle et ponctué de noir une sorte de corps
central de la grosseur d'un noyau de datte, gris-blanc et
caséeux.

Enfin c'est dans cette forme de myélite surtout que
se produisent ces lacunes, ces cavités remplies de séro-

____

(1) Hasse. *Handbruch der Alleg. Pathol.* (1870-71).

sités troubles et quelquefois traversées de tissus conjonctifs vasculaires. C'est là évidemment le dernier terme de processus ; c'est un mode de cicatrisation consécutif à la résorption du tissu ramolli et désagrégé , et nous en avons déjà parlé ; mais nous croyons que c'est un fait rare, et ce qu'on rencontre le plus souvent à l'autopsie, c'est un ramollissement simple du foyer avec des variations de couleur selon l'âge de la myélite. Nous ignorons du reste si , dans les cas où l'on rencontre ces espèces de lacunes, il existe une paroi celluleuse d'où partiraient les prolongements des tissus conjonctifs qui traversent la cavité; Mannkopff prétend n'en avoir jamais rencontré.

Notons, pour terminer ce qui a trait aux caractères microscopiques de ces formes de myélite, qu'on note un ou plusieurs foyers, ordinairement un seul, et quand il y en a plusieurs, ils peuvent avoir des dimensions et des aspects variables.

Les lésions histologiques ne diffèrent pas de ce que nous connaissons déjà; Mannkopff a distingué aussi pour ce genre de myélite trois stades :

1° Prolifération des noyaux des vaisseaux et du tissu conjonctif;

2° Rupture des vaisseaux et ses conséquences;

3° Les éléments nerveux s'affectent et donnent lieu à des accumulations considérables de granulations graisseuses.

Nous avons reproduit cette division anatomo-pathologique pour montrer que l'auteur allemand considère l'altération des éléments nerveux comme consécutive et aussi comme le siége essentiel des désagrégations granulo-graisseuses. Mais nous croyons cependant que la névroglie, trame et cellule, dégénère rapidement en granulations graisseuses et surtout que les éléments nerveux ne sont pas toujours les derniers altérés.

Notons enfin que l'on trouve au centre de ces foyers de myélite partielle des gouttelettes de myéline, des vaisseaux enveloppés de graisse, quelques-uns même atteints d'anévrysmes disséquants (Mannkoffp) et des cellules nerveuses calcifiées (Förster).

Quelquefois c'est au centre même de la moelle que se trouve le foyer ; il peut exister alors une cavité, comme dans le cas de Nonat (1), cavité traversée par des vaisseaux ; il y a là encore un motif de confusion avec l'apoplexie, et le fait de Lancereaux (2) nous paraît être un exemple de cette confusion.

Nous allons maintenant aborder l'étude d'un des points les plus intéressants de cette myélite partielle, nous voulons parler de celle qui se localise aux cornes antérieures de la substance grise et que l'on a décrite jusqu'ici sous le nom de paralysie atrophique de paralysie essentielle, de paralysie spinale de l'enfance.

Myélite aiguë des cornes antérieures. (Paralysie spinale de l'enfance.) — On connaît depuis longtemps la paralysie de l'enfance, paralysie dite essentielle jusqu'à ce que les progrès de l'anatomie pathologique aient découvert la véritable cause des phénomènes paralytiques.

Sans parler des anciens auteurs et des opinions plus récentes, mais dépassées par l'intervention de l'histo-

(1) NONAT. *Recherches sur le développement d'un canal de sérosité.* Arch. génér. de médec. 1838, p. 287,

(2) LANCEREAUX. *Société de Biologie,* 1861, p. 123.

logie, nous rappellerons que, dès 1863, Cornil (1) et presque en même temps, Laborde (2) avaient reconnu l'atrophie des faisceaux antéro-latéraux de la moelle du côté de la paralysie. En 1865, Prévost (3) reconnaissait pour la première fois l'atrophie de la corne antérieure, de la substance grise et des faisceaux blancs correspondants ; en 1869, Ollivier (4), dans sa thèse sur l'atrophie musculaire, faisait des réserves et montrait la nécessité de nouvelles recherches.

En 1870, Charcot et Joffroy (5) affirmaient de nouveau l'atrophie des cornes antérieures et la disparition des cellules motrices ; enfin le travail de Roger et Damaschino (6), commencé en 1868, vient de paraître, établissant, sur une observation bien attentive de plusieurs cas de paralysie infantile, des lésions permanentes et très-avancées de la substance grise des cornes antérieures.

D'après ces auteurs, ces lésions dont le siége est toujours parfaitement en rapport avec celui de la paralysie, consistent surtout en des foyers de ramollissement, de hauteur et de largeur variables, de couleur variable aussi suivant l'époque du début. Nous retrouvons à cet égard dans leur description toutes les lésions que nous avons déjà décrites dans le paragraphe *ramollissement :*

(1) CORNIL. *Compte rendu de la Société de Biologie*, 1863, p. 187.

(2) LABORDE. *De la paralysie essentielle de l'enfance.* Thèse. Paris, 1864.

(3) PREVOST. *Compte rendu de la Société de Biologie*, 1866, p. 215.

(4) OLLIVIER. *Des atrophies musculaires progressives.* Thèse de Concours, 1869, p. 175.

(5) CHARCOT et JOFFROY. *Arch. de physiologie*, 1878, t. III, p. 149.

(6) ROGER et DAMASCHINO. *De la paralysie spinale de l'enfance. Société de Biologie*, 1871.

gonflement des vaisseaux entourés de corps granuleux ;
hyperplasie des cellules et de la trame de la névroglie, et surtout l'atrophie complète des cellules et des
tubes nerveux.

Cette atrophie des cellules nerveuses, lésion capitale,
succéderait à un état granuleux, louche et fragmenté
de la substance cellulaire ou protoplasma de la cellule.
Plus tard, il n'y aurait plus qu'un corps opaque, arrondi,
sans noyau, ayant à peine conservé quelques prolongements qui subissent aussi une atrophie très-impor-
tante. Ajoutons, pour être complets, l'atrophie avec
sclérose des cordons antéro-latéraux de la moelle.

Voilà quelles sont les lésions de la moelle : nous n'a-
vons pas à étudier ici les autres altérations (muscles,
nerfs, etc.).

Passant ensuite à la discussion de la nature de la
lésion, les auteurs concluent en faveur d'une myélite
centrale localisée à la substance grise des cornes antérieures. J'ajoute que dans le processus de cette myélite
Roger et Damaschino (1) font jouer à la névroglie
et à ses altérations le rôle primordial et principal ; les
lésions des cellules nerveuses seraient consécutives et
détermineraient, à leur tour, les troubles de nutrition
des racines antérieures des nerfs rachidiens et des
muscles.

D'autre part, dans un travail récemment publié,
Charcot (2) étudie la paralysie spinale de l'enfance,
et arrive à des résultats anatomo-pathologiques semblables, mais à des déductions un peu différentes sur
l'espèce et la qualité de la myélite.

(1) ROGER et DAMASCHINO. *Loc. cit.*
(2) CHARCOT. *Revue photographique des hôpitaux.* Janv.-Févr. 1872.

Charcot rappelle d'abord le caractère de brusque invasion de la maladie et le summum de paralysie atteint, dès le début, la grande diminution et même l'abolition apparente de la contractilité faradique sur un certain nombre de muscles, l'absence de tout phénomène de sensibilité, de paralysie rectale et vésicale, d'eschares et de troubles trophiques, dans une première période de la maladie.

Dans la seconde période, Charcot met en relief :

1° L'atrophie si rapide des muscles ;

2° L'arrêt de développement du système osseux, en dehors d'une atrophie musculaire bien prononcée ;

3° Le refroidissement très-marqué du membre paralysé ;

4° Enfin, la déformation consécutive à ces arrêts de développement.

Il étudie ensuite les lésions anatomiques et il conclut en faveur d'une lésion primitive des cellules nerveuses motrices des cornes antérieures, les lésions de la névroglie et les atrophies des racines antérieures devant être considérées comme un phénomène secondaire.

On voit donc en quoi diffère l'interprétation de ces auteurs.

Pour Charcot, il s'agit d'une myélite parenchymateuse frappant d'abord les cellules.

Pour Roger et Damaschino, c'est une myélite interstitielle d'abord ; les lésions des éléments nerveux ne viendraient que consécutivement.

'Nous reconnaissons que les arguments présentés par le médecin de la Salpêtrière, à l'appui de cette opinion, ont une grande valeur.

Charcot fait remarquer que le foyer de myélite se localise aux cornes antérieures et même dans un des groupes cellulaires des cornes antérieures, ce qui n'aurait pas lieu sans doute si le tissu de la névroglie était primitivement atteint, car c'est la disposition des cellules qui détermine les groupes et non la névroglie uniformément répandue dans la masse grise.

De plus, le cas de Wilson où cette altération des cellules paraissait dominer de beaucoup les lésions de la trame qui avait à peu de chose près conservé son état normal, est invoqué comme une preuve directe en faveur de son opinion.

Enfin cette perte subite du mouvement, cette paralysie qui atteint brusquement son summum, symptôme capital de l'affection, semble prouver que les cellules motrices n'attendent pas les lésions de la névroglie pour s'altérer rapidement.

A cet ordre de raisons Charcot en ajoute un autre, tiré de ce fait que la sclérose postérieure se limite systématiquement aux cordons postérieurs, quand des liens si étroits cependant unissent la trame conjonctive de ces cordons aux cordons antéro-latéraux.

Voilà donc une inflammation conjonctive de la moelle qui se limite exactement à une portion de ce tissu sans empiéter à droite ni à gauche malgré la ressemblance et la continuité des tissus. On ne voit pas la raison anatomique de ce fait, car le tissu des divers cordons est anatomiquement identique, mais non pas physiologiquement. Peut-être ici la fonction provoque-t-elle et dirige-t-elle l'altération anatomique? On comprend alors comment les tubes nerveux des cordons postérieurs, bien distincts au point de vue physiologique des tubes nerveux des cordons antérieurs, étant irrités, provoquent autour d'eux l'épaississement du tissu névroglique et comment cette sclérose se limite exactement autour des tubes primitivement atteints.

Dans cette opinion, qui compte un défenseur dans le professeur Vulpian, la myélite parenchymateuse postérieure existerait tout aussi bien que la myélite parenchymateuse des cellules antérieures de la moelle.

Charcot s'appuie sur ces faits et sur la logique de l'interprétation pour affirmer que la cellule nerveuse motrice est le point de départ, le premier foyer du processus inflammatoire dans la paralysie infantile.

Que peut-on opposer à ces raisons? L'absence des preuves directes suffisantes. Soit; mais, à part le cas de Wilson, on voudra bien tenir compte de la nouveauté de cette étude sur la myélite et aussi de la rareté des circonstances qui permettent d'observer les lésions, juste au début de la maladie.

Cependant il faut reconnaître que si l'inflammation primitive des cellules est probable, la névroglie doit s'enflammer aussi très-rapidement et peut-être même le processus irritatif débute-t-il en même temps dans la cellule et dans la névroglie.

Quoi qu'il en soit, les lésions anatomiques dans la paralysie infantile se limitent à un point de la substance grise (cornes antérieures) et parcourent toutes les périodes que nous avons déja décrites : gonflement, ramollissement, ou désintégration.

Dans le cours de ces périodes le tissu qui enveloppe le foyer s'épaissit peu à peu. Tandis que les éléments nerveux paraissent, dès le début, subir un état granuleux, puis bientôt une véritable atrophie qui peut aller jusqu'à la destruction complète, les cellules nerveuses, leur prolongement cellulaire, les tubes nerveux qui partant des cellules et traversent les cornes antérieures pour aller constituer les racines motrices des nerfs spinaux s'atrophient de la même manière et bientôt on peut à peine en trouver des traces.

Enfin les cordons blancs antéro-latéraux sont le siége d'une altération presque identique : c'est une atrophie des tubes nerveux surtout accusée au voisinage des cordons latéraux, avec sclérose de la névroglie.

« Cette sclérose, disent Roger et Damaschino, se « retrouve d'ailleurs sur tous les points où l'on con- « state des tubes nerveux. Notons cependant qu'elle « ne se montre pas au même degré dans les trois faits « que nous avons rapportés; elle est, au contraire, « d'autant plus prononcée que la maladie était plus « ancienne, tandis que l'atrophie des cylindres-axes « est à peu près aussi marquée dans la première obser- « vation que dans les autres; c'est pourquoi nous n'hé- « sitons pas à considérer cette sclérose comme une « lésion secondaire, et elle est probablement consécu- « tive à l'altération de la substance grise. »

Ne peut-on pas trouver, dans cette description de Roger et Damaschino, un appui nouveau pour la doctrine de la sclérose consécutive à l'altération des tubes nerveux ? En effet, ces auteurs remarquent fort bien que dans l'atrophie des cordons antéro-latéraux, atrophie consécutive au ramollissement de la substance grise, les tubes nerveux sont *rapidement* altérés, tandis que la sclérose qui les enveloppe marche *progressivement* et *lentement*. — Ici la sclérose est donc secondaire, comme ils le reconnaissent, non-seulement à l'altération de la substance grise, mais encore à l'altération des tubes nerveux. Il est vrai que nous sommes devant un processus subaigu, chronique même, et qui n'est pas exactement comparable au processus aigu de la myélite qui débute.

Lésions secondaires. — A côté des altérations que nous venons d'exposer, il nous reste, pour compléter l'anatomie pathologique de la myélite aiguë, à décrire les lésions que l'on rencontre souvent avec elles et qui leur sont secondaires.

Dans les phlegmasies partielles à foyer on trouve souvent, à une période , il est vrai, très avancée de la maladie, des dégénérations ascendantes et descendantes qui portent sur la substance blanche. Dans un foyer intéressant toute l'épaisseur de la moelle les dégénérations descendantes se propagent surtout dans les cordons latéraux et antérieurs , tandis que les dégénérations ascendantes se localisent dans les cordons postérieurs.

Cette altération est la même que celle que nous avons décrite à propos des lésions secondaires de la myélite de l'enfance ; elle consiste essentiellement dans une atrophie des tubes nerveux avec sclérose névroglique, quand la substance grise est atteinte dans le foyer, tandis que souvent, quand les cordons seuls participent au ramollissement inflammatoire, c'est la propagation de l'inflammation même qui détermine, au-dessus et au-dessous du foyer, les mêmes lésions que dans le foyer primitif. Cette propagation peut être commencée au moment même du début de la myélite ou bien survenir brusquement à une période plus ou moins éloignée, et, dans ce cas, elle peut atteindre à un tel degré d'intensité qu'elle a occasionné une mort rapide.

Non-seulement le tissu de la moelle, mais encore les racines antérieures et postérieures jusqu'aux nerfs périphériques peuvent subir ces diverses lésions secondaires ; dans ces cas, on trouve ordinairement une multiplication de noyaux de la tunique de Schwan, ce qui permet d'affirmer qu'il s'agit là surtout d'une propagation inflammatoire (Mannkopff).

Les méninges rachidiennes participent presque toujours, primitivement ou secondairement, à la myélite aiguë, et on les trouve à l'autopsie injectées par des vaisseaux variqueux et quelquefois considérablement épaissies.

Puis à côté de ces désordres secondaires, qui portent sur la moelle et ses enveloppes, il en existe d'autres qui ont pour point de départ les troubles trophiques qui surviennent à une période plus ou moins avancée de la myélite aiguë , et l'on trouve alors sur le cadavre des gangrènes plus ou moins étendues, des inflammations des voies urinaires, des intumescences de la rate et enfin des altérations plus ou moins profondes des muscles paralysés , altérations qui sont caractérisées par une dégénérescence granulo-graisseuse et surtout formée de granulations protéiques et albuminoïdes. Dans ces cas aussi les noyaux du sarcolemme sont ordinairement augmentés.

SYMPTOMES

Nous suivrons dans l'étude des symptômes la même marche que dans l'étude des lésions.

Nous décrirons successivement :

Les signes de la myélite aiguë généralisée ;
Les signes de la myélite aiguë partielle ou en foyer.
Les signes de la myélite aiguë localisée dans les cornes antérieures de la substance grise (*Paralysie spinale de l'Enfance*).

Myélite aiguë généralisée.

Tableau de la maladie. — La myélite aiguë généralisée est une affection dont le début est brusque. Les symptômes d'invasion, qu'ils s'accompagnent ou non de fièvre, sont en général des troubles de la sensibilité. ·

Le malade perçoit des picotements, des fourmillements dans les membres, des sensations anormales diverses.

' Après quelques heures ou quelques jours, et quelquefois c'est là le premier symptôme, survient un affaiblissement rapide de la motilité, affaiblissement suivi d'une paraplégie complète et absolue des membres.

On peut constater alors qu'une douleur à la pression existe en un point limité de l'épine dorsale, douleur qui s'irradie en ceinture, autour du tronc. On constate aussi qu'une anesthésie totale a succédé dans les membres aux sensations anormales du début.

Si l'on recherche l'excitabilité réflexe, on voit qu'elle est annihilée.

La vessie et le rectum sont paralysés.

Il y a de la fièvre, le pouls est plus ou moins accéléré, l'appétit diminué.

Bientôt des troubles trophiques s'ajoutent aux symptômes qui précèdent. Ce sont : l'atrophie des muscles ; la formation rapide d'eschares au niveau de la région sacrée, des troubles de la sécrétion rénale, de l'œdème, etc.

Et alors, ou bien les phénomènes s'arrêtent là, et le malade est emporté par les désordres profonds que déterminent dans l'économie les eschares et l'affection vésicale ; ou bien l'inflammation qui a débuté par les parties inférieures de la moelle, envahit les parties situées au-dessus. Les muscles du tronc et des membres supérieurs sont à leur tour paralysés, le diaphragme lui-même est envahi, et la mort arrive par asphyxie. Jusqu'au dernier moment, le malade a gardé, dans la plupart des cas, l'intégrité complète de ses facultés intellectuelles.

Tel est, en quelques mots, l'ensemble des phénomènes qu'on rencontre le plus souvent dans la myélite aiguë généralisée ; nous allons revenir sur chaque variété de ses symptômes.

Début. — Le début est en général brusque, inopiné, qu'il soit ou non accompagné de fièvre. Dans quelques cas, des prodrômes ont existé ; prodrômes caractérisés par des douleurs dans la région spinale ou dans les membres (Hillairet) (1), (Radcliffe) (2). Les phénomènes initiaux consistent le plus souvent en des troubles de la sensibilité, quelquefois, au contraire, en des troubles de la motilité.

Troubles de la sensibilité. — Des sensations subjectives occupant les membres surviennent en premier lieu. Ce sont des fourmillements, des picotements, ou bien de l'engourdissement. Quelquefois le malade éprouve des sensations anormales de froid ou de chaud, des sensations de constriction localisées au niveau des jointures, des genoux, des cous-de-pieds, et qui pourraient faire croire à des douleurs rhumatismales. Ces sensations de constriction peuvent même occuper le tronc soit au niveau de l'abdomen, soit au niveau du thorax : on a alors la douleur en ceinture.

Dans ces cas, la substance grise, inexcitable à l'état normal, paraît avoir acquis, par suite de l'inflammation, des propriétés nouvelles. Irritée, elle fait naître des sensations qui sont alors rapportées à la périphérie (3). Ces sensations sont de peu de durée : après quelques heures, un jour ou deux jours, on voit une anesthésie à peu près complète succéder aux douleurs. Les symptômes d'irritation font place à des troubles dépressifs.

(1) HILLAIRET. *Mémoires de la Société de Biologie,* 1860.

(2) RADCLIFFE. *Loc. cit.*

(3) BROWN SEQUARD. *Leçons sur le diagnostic et le traitement des principales formes de paraplégies des membres inférieurs,* traduites par Gordon. Paris, 1864, p. 79.

L'anesthésie est en effet assez fréquente, elle peut exister dans tous ses modes : il y a anesthésie au contact, anesthésie à la douleur, anesthésie à la température, anesthésie au chatouillement.

L'anesthésie survient-elle dès le début, elle peut donner lieu alors à ce qu'on a appelé l'anesthésie douloureuse. Des sensations douloureuses sont perçues dans certaines parties des membres et cependant lorsqu'on y recherche la sensibilité, on voit qu'elle a disparu.

L'exploration de la région dorsale, soit par la pression, soit par la percussion, permet de constater au niveau des vertèbres, l'existence d'une douleur en un point bien circonscrit ; le passage le long de l'épine d'une éponge trempée dans l'eau chaude ou dans l'eau glacée provoque également cette douleur. Dans certains cas, on peut même déterminer une sensation de brûlure, sensation de brûlure qui n'est pas bornée à la colonne, mais s'étend sur le tronc, en suivant exactement la ligne qui sépare les parties paralysées des parties saines (Radcliffe), cette douleur de l'épine présente encore ceci de particulier, qu'elle n'est pas, comme dans l'inflammation des méninges, réveillée par les mouvements du tronc.

Telles sont les altérations qui existent presque constamment du côté de la sensibilité. Dans un cas, cependant, cas exceptionnel, on n'a pu constater aucun trouble de ce genre. Harley (Obs. XIII).

Troubles de la Motilité. — Rarement on constate au début des phénomènes d'irritation de la sphère motrice ; s'ils existent, ce sont des convulsions qui sont toujours alors de nature chronique et ne consistent jamais en contractions toniques. D'autres fois, il y a « des con-

« tractions musculaires oscillatoires, un ⸱ nblement
« involontaire, n'ayant aucun effet moteur, mais pro-
« duisant une légère succussion, comme dans le cas
« d'un léger frisson. » (Engelken)

Mais ces phénomènes d'excitation peuvent faire absolument défaut, et la maladie commencer par des phénomènes de dépression. On voit, et c'est là quelquefois
le premier symptôme de la myélite, un affaiblissement
des membres survenir rapidement, (1) en quelques
heures. Cet affaiblissement est suivi d'une paraplégie complète, absolue, avec flaccidité résolutive (Charcot) (2).

La paralysie peut apparaître de deux façons :
ou bien progressivement, ou bien subitement ; dans
le second cas, elle est apoplectiforme. Elle commence, en général, par les extrémités, pour envahir
ensuite les muscles du tronc : les muscles larges de
l'abdomen d'abord, puis les muscles intercostaux inférieurs, le supérieur et le diaphragme lui-même.

En même temps, on constate une diminution et quelquefois un anéantissement de la contractilité électrique,
anéantissement qui progresse, lui aussi, de la périphérie
vers les centres, débutant par les muscles qui ont été
les premiers paralysés.

La vessie, le rectum sont lésés dans leurs fonctions
et les troubles de ces organes peuvent être les premiers
indices de la maladie. Au début il y a rétention d'urine
et constipation. Ne serait-on pas en droit de se demander avec Engelken si ces phénomènes ne sont pas dus à
l'insensibilité des muqueuses, les sphincters restant sains ?

____

(1) JACCOUD. *Des Paraplégies.*
(2) CHARCOT. *Leçons inédites.*

le malade n'éprouvant aucune sensation, il n'évacue pas.

Bientôt la vessie se remplit et il y a incontinence d'urine, mais incontinence par regorgement. Au bout de quelque temps seulement, les sphincters eux-mêmes semblent paralysés et vers la fin de la maladie, on assiste à la sortie involontaire de l'urine et des matières fécales.

Action réflexe. — Un des principaux symptômes de la myélite aiguë généralisée consiste dans l'annihilation précoce de l'excitabilité réflexe, annihilation qui est définitive. Vient-on à pincer les jambes ou les cuisses du malade, à lui chatouiller même fortement la plante des pieds, on ne peut arriver à constater aucun mouvement réflexe. La substance grise étant l'organe central des actions réflexes, on pouvait prévoir ce résultat. Dans ces cas, en effet, non-seulement il y a paraplégie, car la moelle est profondément altérée et ne permet plus le passage de l'influence cérébrale, mais encore, la substance grise est désorganisée et incapable de déterminer la production des mouvements appelés mouvements réflexes.

Troubles trophiques. — En même temps apparaissent des troubles trophiques variés.

On peut constater : une atrophie manifeste des muscles, atrophie qui parfois survient rapidement, même au bout de quelques jours, et qui est due à une lésion spéciale du tissu musculaire ;

De l'œdème des membres paralysés, œdème qui se rencontre souvent d'après Engelken ;

Un épanchement plus ou moins considérable dans les articulations, comme cela a été signalé dans le cas de Lannelongue (obs. XI).

Une modification dans la température des membres paralysés. Tantôt on a constaté une élévation, tantôt un abaissement, quelquefois la température était la même que dans les membres non atteints. Hayem et Liouville, dans leurs expérimentations, ont noté, au début, l'élévation de la température (obs. I-II). Cependant l'abaissement paraît être plus fréquent, Mannkopff a signalé une différence de 1 degré entre l'aisselle et le pli de l'aine, Jaccoud, dans deux cas suivis d'autopsie, a constaté une diminution de l'élévation thermométrique dans les membres paralysés (1).

Mais les troubles trophiques les plus importants sont l'apparition d'eschares à la région sacrée et des altérations de la sécrétion urinaire.

Les eschares se montrent très-rapidement, au bout de six, huit ou dix jours, et presque constamment, à moins que, le centre respiratoire étant atteint, la mort ne survienne d'une façon trop prompte. L'apparition de ces eschares a été signalée depuis longtemps. Dès 1772, Sauvage, dans sa nosologie méthodique, parlant de malades atteints de lésions traumatiques de la moelle, écrivait : « Leurs extrémités inférieures se paralysent « aussitôt, ils ont une incontinence d'urine, ils sont « constipés et leurs *fesses se grangrènent* par la suite. »

Ces eschares, à marche rapide, ont été désignées sous le nom de *decubitus acutus.* On les distingue ainsi des eschares connues sous celui de *decubitus* chronique qui sont dues à un séjour au lit trop longtemps prolongé. Dans ces cas : « la peau qui va se mortifier est le siége « d'un érythème d'un rouge sombre. Peu après, de

____

(1) JACCOUD. *Traité de Pathologie interne.*

« larges phlyctènes se développent; quelquefois elles
« sont petites, nombreuses et disséminées. Une séro-
« sité noirâtre les remplit et les distend. Elles se rom-
« pent, la peau est déjà noire, sphacélée ou bien ulcé-
« rée, et l'ulcération devient promptement gangré-
« neuse. Une fois le sphacèle constitué, il marche vite,
« et tend à s'étendre aussi bien en profondeur qu'en
« superficie, » (Couyba) (1). Nous avons vu que dans
les faits de Hayem et Liouville (obs. III), ces eschares
pouvaient se montrer quatre ou cinq jours après la production de la myélite chez les animaux.

Il existe aussi des modifications des urines: elles
diminuent de quantité, quelquefois elles deviennent sanguinolentes, presque constamment elles sont
alcalines, et cette alcalinité ne résulte pas de leur
séjour prolongé dans la vessie. Smith, dans des cas
analogues, fit des injections d'eau tiède dans le réser-
voir de l'urine, jusqu'à ce que le liquide sortant,
n'offrit plus aucune réaction. Evacuant l'urine par le
cathétérisme vingt à trente minutes plus tard, il la
trouvait de nouveau alcaline (2). Elle est, en effet,
chargée de phosphates ammoniaco-magnésiens. Dupuy-
tren, et plus tard Laugier, avaient tous deux remarqué
que dans les paralysies dues à des traumatismes de la
moelle, les sondes s'incrustaient rapidement de sels et
devaient être fréquemment changées. Il paraît donc y
avoir une perturbation dans la sécrétion rénale, perturbation en rapport avec la lésion médullaire.

Phénomènes généraux. — En même temps, il existe

(1) COUYBA. *Loco citato.*
(2) JACCOUD. *Des Paraplégies.*

un état fébrile plus ou moins accusé, qui est constant dans le courant de la maladie, bien qu'on ait rarement noté l'apparition d'un frisson au début. Le pouls est fréquent, résistant. L'appétit est nul. La température s'élève, sans cependant dépasser 39°. Mais les recherches thermométriques sur ce sujet ont été fort peu nombreuses : elles sont encore incomplètes. Vers la fin de la maladie, le pouls s'accélère encore, que le malade soit emporté par des accidents thoraciques ou par la fièvre hectique.

Marche. Durée. Terminaison. — La myélite généralisée n'est pas seulement caractérisée par l'ensemble des phénomènes pathologiques qui précèdent, elle l'est encore par la marche que suivent les symptômes dans leur mode d'apparition, marche particulière qui a fait donner quelquefois à cette maladie le nom de myélite ascendante (Charcot).

Loin de se borner aux membres inférieurs, elle a une grande tendance à envahir les parties situées au-dessus ; les muscles de l'abdomen sont le siége d'une paralysie plus ou moins complète ; bientôt les muscles intercostaux, les muscles du cou, le diaphragme lui-même sont envahis.

Il en résulte des troubles de la respiration qui marchent et s'aggravent progressivement. Les inspirations deviennent imparfaites, elles sont limitées, ne peuvent être profondes. Des mucosités s'accumulent dans les bronches, les poumons s'engorgent.

Les muscles abdominaux étant paralysés, tout effort devient impossible. Ils ne peuvent, en supposant la poitrine remplie d'air et la glotte fermée, déterminer un abaissement des côtes, du sternum, et par suite la fixation de la cage thoracique, fixation qui est nécessaire pour que le phénomène de l'effort puisse s'accomplir.

Il ne peut donc y avoir expectoration, rejet au dehors par la toux des mucosités accumulées dans les voies aériennes. Les difficultés de la respiration augmentent progressivement, le malade est obligé de faire appel à toutes ses puissances inspiratrices, et, comme les malheureux arrivés à la période ultime d'une affection cardiaque, il est condamné à l'insomnie sous peine d'asphyxie (Obs. XIII).

L'observation rapportée par Radcliffe est un exemple frappant de cette progression. Nous-même, nous avons pu assister à une marche semblable chez un malade auquel nous avons donné nos soins comme médecin du Bureau de bienfaisance. C'était un homme de 56 ans, atteint depuis douze années d'une paraplégie complète des membres inférieurs. Tout à coup, il fut pris de fièvre et en huit jours la paralysie s'étendit graduellement des membres inférieurs au tronc, du tronc aux membres supérieurs et le malade fut emporté par l'asphyxie. Dans ce cas une myélite aiguë s'était probablement implantée sur la myélite chronique.

La durée de la maladie est variable, dans certains cas elle n'a été que de quatre jours, dans d'autres de treize (Radcliffe). Lorsque la mort est le résultat des lésions trophiques, elle peut ne survenir qu'au bout d'un temps plus long, après vingt-six jours ou même après six semaines (cas de Mannkopff).

La terminaison est constamment fatale dans la myélite aiguë généralisée — Ou bien la mort est déterminée par l'envahissement du centre respiratoire, et le malade est rapidement emporté par l'asphyxie. Ou bien les parties supérieures ne sont pas atteintes, mais le décubitus acutus, les lésions de l'appareil urinaire et la septicémie font succomber promptement le malade. Dans d'autres circonstances, la mort n'arrive que plus lentement, à la suite d'affections thoraciques qui, les muscles abdominaux étant paralysés, acquièrent alors une grande gravité.

Telle est la marche la plus habituelle de la myélite aiguë. Dans quelques cas, rares il est vrai, les phénomènes peuvent progresser en sens inverse. La maladie débute par des symptômes d'angine, par des fourmillements et de la paralysie dans les membres supérieurs, comme cela existait dans le cas cité par Ollivier (d'Angers) (observation CXII). Le tronc et les membres inférieurs sont ensuite envahis. Il y a alors myélite descendante aiguë.

Myélite aiguë partielle ou en foyer.

Les myélites aiguës partielles diffèrent des précédentes, en ce que leurs lésions sont limitées, au lieu d'atteindre successivement les divers points de la moelle. Il en résulte des troubles beaucoup moins graves et la vie peut se prolonger. Certaines paralysies persistent seulement et la maladie est alors rangée parmi les myélites chroniques, bien qu'elle ait eu son point de départ dans un ramollissement inflammatoire aigu et partiel.

La myélite peut être localisée dans un segment de la moelle, segment plus ou moins étendu et qui occupe les régions cervicales dorsales ou lombaires.

Les symptômes varient dans ces différents cas.

La myélite aiguë partielle ou en foyer, bien décrite par Charcot (1), débute moins brusquement que la myélite aiguë généralisée.

Troubles de la sensibilité. — Du côté de la sensibilité, les phénomènes d'excitation ont plus de durée, car le mode du processus morbide est moins rapide. Les sensations subjectives perçues par le malade du côté des membres sont les mêmes, mais elles acquièrent dans ce cas une plus grande importance et elles peuvent, pendant un certain temps, constituer les seuls symptômes de la maladie.

La douleur en ceinture existe, mais elle n'est pas constante.

La douleur localisée en un point de la colonne dorsale est aussi, dans ce cas, réveillée par la percussion, par le passage d'une éponge trempée dans l'eau chaude ou dans l'eau glacée.

Il n'est pas fréquent de rencontrer la sensibilité absolument aboli dans toutes ses formes au niveau des membres. En effet, le ramollissement de la moelle est partiel ; il est limité à une région dont il interrompt la continuité ; mais rarement cette interruption est complète ; rarement, dans ce cas, la destruction de la substance grise est absolue. Or, on le sait, il suffit qu'une partie de cette substance soit intacte pour permettre le passage de la sensibilité.

Si la sensibilité n'est pas éteinte, elle est toujours plus ou moins profondément modifiée dans ses divers modes. Dans ces cas, il arrive souvent que les malades sont dans l'impossibilité de localiser leurs

(1) CHARCOT. *Leçons inédites.*

impressions d'une façon exacte. Il semble, de plus, comme le dit Charcot (1), que, la route des sensations étant interrompue, celles-ci soient plus vives en raison du chemin plus long qu'elles ont à parcourir. Ainsi, chez une de ses malades, les sensibilités au froid, au contact, au chatouillement étaient abolies, et cependant, si on la pinçait, elle accusait une vive douleur. Cette douleur était accompagnée de symptômes spéciaux.

1° Il y avait erreur de lieu : la jambe était pincée, mais la douleur était rapportée à la hanche, puis à la hanche du côté opposé; elle descendait enfin le long des deux membres.

2° La sensation était comparée à une vibration, à un frémissement.

3° Elle était la même pour les divers modes d'excitation : elle apparaissait non-seulement à la suite du pincement, mais encore à la suite de l'application du froid.

4° Elle persistait, survivait pendant quelque temps, pendant un quart d'heure et même plus.

5° Quelquefois même elle était perçue après un certain retard. Dans un cas de Romberg, ce retard était de 30".

Ce mode d'altération est caractéristique d'une lésion profonde de la substance grise (Charcot). Il existe là des phénomènes de l'ordre de ceux qui sont désignés sous le nom de *sensations associées* (Jaccoud).

Troubles de la motilité. — Les troubles de la motilité sont analogues, mais non complétement semblables à

______

(1) CHARCOT. *Loco citato.*

ceux qu'on rencontre dans la myélite aiguë généralisée.
Presque constamment il existe au début des phénomènes d'excitation, phénomènes caractérisés par des secousses dans les membres. Mais bientôt ces phénomènes
disparaissent pour faire place à une parésie, à une paralysie plus ou moins complète avec flaccidité.

Action réflexe. — Contrairement à ce qui se passe
dans la myélite aiguë généralisée, il y a exagération, et
non plus abolition de l'action réflexe; si, en effet, un segment de la moelle est détruit, l'action modératrice du
cerveau sera supprimée. Mais comme au-dessous de la
lésion la substance grise est intacte, elle agit, détermine des mouvements réflexes sans que ces mouvements
puissent être pondérés. Cette exagération peut se présenter sous deux formes : 1° ou bien il y a simple exagération de l'excitabilité spinale, 2° ou bien il y a épilepsie
spinale (Charcot) et cette épilepsie peut apparaître elle-
même sous deux aspects différents.

Il peut y avoir tétanie spinale, c'est-à-dire convulsions toniques.

Il peut y avoir saltation ou crampes saltatoires (suivant l'expression de Bamberger) c'est-à-dire convulsions cloniques.

Troubles trophiques. — Les troubles trophiques sont
rares dans ces cas, car la substance grise n'est pas
constamment envahie et n'est pas, tout au moins, détruite dans sa totalité. S'ils surviennent, ce n'est que
dans la dernière période de la maladie.

L'appareil fébrile est modéré, la peau est chaude,
le pouls est fréquent, mais dépasse rarement 100 pulsations par minute.

Voilà quels sont les principaux symptômes rencontrés

dans la myélite aiguë localisée à un segment de la moelle. Mais ces symptômes peuvent présenter un ensemble particulier, s'accompagner de quelques caractères spéciaux suivant que la lésion occupe différents points du cordon médullaire.

Variétés suivant le siége de la myélite — On peut, avec Jaccoud (1), diviser le cordon médullaire en trois régions qui sont véritablement les seules où l'on trouve des symptômes nettement différents. Ce sont : 1° une région inférieure ou *lombo-dorsale ;* 2° une région moyenne, ou région du centre *cilio-spinal* (s'étendant de la 6ᵉ vertèbre dorsale à la 5ᵉ vertèbre cervicale); 3° une région supérieure ou *cervicale.*

Dans la myélite lombo-dorsale, les membres inférieurs, les muscles larges de l'abdomen sont principalement atteints. La douleur en ceinture, la douleur locale au niveau du rachis sont d'autant plus élevées que la lésion est elle-même située plus haut. La vessie et le rectum sont paralysés.

Dans la myélite du centre cilio-spinal, on trouve au début une paralysie des membres supérieurs, et cela quelquefois sans que les membres inférieurs soient atteints. Dans ce cas, les éléments kinésodiques des membres thoraciques et abdominaux n'occupant pas le même plan dans les cordons antéro-latéraux, peuvent ne pas être simultanément lésés; d'autant plus que l'altération de la moelle ne se développe ni dans tous les points, ni avec une grande rapidité. En même temps apparaissent des troubles sympathiques : au début,

<hr>

(1) Jaccoud. *Pathologie interne.*
Rendu. *Archives générales de médecine*, 1869, vol. 14, p. 286.

lorsqu'il existe des phénomènes d'excitation, la face est pâle, les pupilles sont dilatées ; plus tard, des phénomènes de dépression leur succèdent lorsque la moelle est détruite. Les pupilles sont contractées, la face est congestionnée, vultueuse, sa température est plus élevée, sa rougeur contraste avec la pâleur des téguments situés au-dessous.

Enfin dans la myélite cervicale, la douleur siége au niveau des premières vertèbres. Des symptômes d'angine, des troubles de la déglutition peuvent marquer le début de la myélite, comme cela existait dans l'observation que rapporte Ollivier (d'Angers) (Observation CXII). Des troubles de la sensibilité et de la motilité apparaissent dans les membres supérieurs. Il peut exister du priapisme permanent, mais c'est là un phénomène inconstant. D'autres fois le bulbe est profondément lésé, la respiration est alors gênée et la dyspnée peut s'accroître au point d'emporter le malade.

Marche, terminaison. — Si l'on excepte ce dernier cas qui est loin d'être fréquent, la myélite aiguë localisée à un segment de la moelle est donc beaucoup moins grave que la myélite aiguë généralisée. Sa terminaison est toute différente, car elle est compatible avec la vie, à moins que le centre respiratoire ne soit envahi. Après la guérison, il persiste seulement certains troubles de la sensibilité et de la motilité, troubles qui, nous l'avons dit, sont alors souvent rapportés à la myélite chronique.

Myélite aiguë localisée dans les cornes antérieures de la substance grise (Paralysie spinale de l'Enfance).

La paralysie spinale de l'enfance comprend deux périodes bien distinctes.

La première période débute subitement : elle est

caractérisée par un appareil fébrile, par un état véritablement aigu.

La seconde, qui lui succède après un temps variable, est au contraire marquée par l'apparition lente de lésions profondes dans les tissus des membres.

Nous ferons uniquement l'étude des symptômes qu'on rencontre dans la première de ces périodes, ses phénomènes cliniques venant s'ajouter aux lésions anatomiques pour prouver qu'il existe véritablement là une myélite aiguë localisée.

L'invasion de la maladie est brusque. Tout à coup, bien que l'enfant paraisse jouir d'une santé parfaite, il est pris le soir d'un accès de fièvre. Lorsque, après un jour ou deux, cet accès de fièvre étant passé, on essaie de le lever, on constate qu'il est paralysé.

Ainsi donc, dans la plupart des cas, il n'existe aucun prodrôme, quelquefois cependant on a vu la maladie succéder à une fièvre typhoïde, à une fièvre intermittente (Duchenne)(1), à une fièvre éruptive ou à une dyssenterie (Roger et Damaschino) (2).

C'est le plus souvent entre la première et la seconde année que débute l'affection (31 fois sur 50 cas, Duchenne fils) (3). Peu fréquente après l'âge de cinq ans, elle est excessivement rare après dix ans.

La fièvre, qui apparaît d'une façon si soudaine, varie d'intensité, de durée, de forme suivant le cas (Laborde) (4). Tantôt elle est légère, tantôt elle est mar-

(1) DUCHENNE (de Boulogne). *Électrisation localisée.*

(2) H. ROGER et DAMASCHINO. *Paralysie spinale de l'enfance.*

(3) DUCHENNE (de Boulogne) fils. *De la Paralysie atrophique graisseuse de l'enfance.*

(4) LABORDE. *Loc. cit.*

quée, la peau est brûlante ; on compte 140 à 150 pulsations par minute. Mais elle est de courte durée, elle disparaît le plus souvent après 24 ou 48 heures, bien qu'on l'ait vue persister pendant une ou plusieurs semaines. Cette fièvre est en général continue, parfois elle peut présenter des exacerbations, elle offre alors le type rémittent.

Le début est rarement marqué par des accidents nerveux, quelquefois cependant on constate des convulsions, quelques symptômes cérébraux, quelques contractures passagères. Les convulsions, quand elles existent ne s'accompagnent pas de fièvre : toutefois, dans quelques circonstances, elles ont coïncidé avec l'accélération du pouls. Ces convulsions n'occupent presque jamais la face, mais constamment les membres (Laborde) ; elles affectent la forme chronique, apparaissant une ou plusieurs fois avant l'arrivée de la paralysie.

A la fièvre, phénomène initial le plus fréquent, succède la paralysie motrice. Dans certains cas, cette paralysie paraît être le premier symptôme ; mais ces cas sont rares, ils le seraient peut-être plus encore s'il était toujours donné au médecin lui-même d'assister au début de la maladie.

La paralysie du mouvement est remarquable en ceci que, dès le début, elle atteint et son summum d'intensité, et son maximum d'étendue. Les modifications qu'elle subira plus tard seront des modifications déterminant sa diminution et sa localisation. La paralysie peut être généralisée : les quatre membres, le tronc, le cou, sont alors envahis, l'enfant est étendu inerte dans son lit ; d'autres fois, trois membres seulement sont atteints, quelquefois deux, quelquefois un seul, soit un membre

supérieur, soit un membre inférieur, etc....., Mais la
variété la plus fréquente consiste dans la paralysie des
deux membres inférieurs ou paraplégie. (24 fois sur
30 cas, Laborde.)

Il y a, dans ces différents cas, paralysie complète,
avec flaccidité des membres.

En même temps existe une altération de la contractilité électrique faradique. Dans certains muscles, elle
est ou paraît anéantie ; dans un plus grand nombre, elle
est tout au moins diminuée. Duchenne (de Boulogne) a
pu constater plusieurs fois ce phénomène dès le cinquième jour, mais c'est le plus souvent vers le septième
ou le huitième qu'on le rencontre très - nettement
marqué (1).

Recherche-t-on l'excitabilité réflexe, elle est abolie ou
diminuée. Bien que cette étude soit difficile au début de
la maladie, vu l'âge et l'indocilité des enfants, Laborde,
dans quatre cas, a signalé deux fois l'abolition, une fois
la diminution et une seule fois l'intégrité de cette excitabilité (2).

En même temps que l'on constate l'existence de ces
symptômes, on ne trouve aucune lésion du côté de la
vessie ni du rectum, aucun trouble de l'intelligence ou
des sens spéciaux, aucune altération trophique, aucune
nécrose de la peau, et s'il existe au début quelques modifications de la sensibilité, elles sont peu accusées.
Duchenne, chez des enfants de 3 ou 4 ans, a constaté,
il est vrai, quelques douleurs, quelques fourmillements
dans les membres, de l'engourdissement des extrémités,

(1) Duchenne (de Boulogne). *Loco citato.*
(2) Laborde. *Loco citato.*

mais ce sont là des phénomènes secondaires et de peu de durée.

Ainsi donc, début brusque, apparition presque constante de la fièvre, troubles graves de la motilité d'une part ; absence de troubles cérébraux, de troubles trophiques, de troubles de la sensibilité, d'autre part, voilà quels sont, dans la première période, les principaux symptômes de la myélite localisée dans les cornes antérieures de la substance grise.

Plus tard, la scène change, la fièvre a disparu pour toujours, il survient une régression des symptômes, la paralysie motrice généralisée dans un ou plusieurs membres disparaît pour se localiser dans certains muscles ou dans certains groupes de muscles qui s'atrophient, le système osseux lui-même peut être arrêté dans son développement, et des déformations sont la conséquence de toutes ces altérations. Alors la période aiguë est complétement terminée, la maladie est entrée dans sa phase de chronicité.

DIAGNOSTIC

L'ensemble symptomatique que présente la myélite aiguë offre des caractères si nets et si tranchés qu'il est difficile, de la confondre avec d'autres affections. Cependant des difficultés surgissent dans certains cas, et particulièrement dans le diagnostic de la myélite avec les maladies suivantes : la paralysie aiguë ascendante, la méningite spinale, les congestions médullaires et méningées, les hémorrhagies intrarachidiennes, le ramollissement non-inflammatoire et l'hystérie.

Je me propose ici d'aborder chacun de ces points, puis je discuterai brièvement le diagnostic du siége anatomique des lésions et je terminerai par quelques considérations diagnostiques de la myélite aiguë des cellules antérieures de la moelle.

Paralysie ascendante aiguë. (Spinal parisis de Handfield Jones.) — Landry (1) a décrit sous ce nom un ensemble symptomatique, qui a plusieurs points de ressemblance avec celui développé par la myélite aiguë et qui serait caractérisé par une perte rapide et progressivement envahissante de la motilité.

(1) Landry. *Gaz. hebd.*, 1859, p. 470-486.

Notons, tout d'abord, que l'on a réuni sous ce titre de paralysie ascendante aiguë des observations très-différentes : les unes se rapportent manifestement à de véritables myélites aiguës centrales et l'observation suivante de Harley et de Clarke, dont nous donnons la traduction complète, tant est grand son intérêt, doit être rangée dans ce groupe :

Obs. XIII. — *Paralysie progressive aiguë avec perte du mouvement et conservation de la sensibilité. — Mort. — Autopsie. — Ramollissement des cordons antéro-latéraux de la moelle.*

Observation recueillie par GEORGES HARLEY. Examen anatomo-pathologique fait par LOCKHART-CLARKE. (*Lancet.*, 3 oct. 1868.)

Le samedi 18 mars 1866, j'ai été appelé à la hâte auprès du fils du docteur W..., et j'y trouvai MM. Newton et Jackins. Le malade, jeune homme fort et bien développé, âgé de 17 ans, paraît avoir joui d'une bonne santé jusqu'au commencement du mois dernier, époque à laquelle il ressentit une douleur aiguë dans les membres jusqu'au 12 mars. A partir de ce jour, il remarqua une certaine insensibilité des jambes, et un peu de roideur de la partie postérieure du cou. Se croyant atteint d'un léger rhume, il se fit quelques frictions avec un liniment calmant.

Le jour suivant, c'est-à-dire le lundi 13 mars, il se leva, s'habilla et alla à son bureau. Pendant la journée, il observa, pour la première fois, qu'il avait un peu de difficulté à marcher. Ceci se passait 5 jours avant ma visite.

Le mardi 14, la marche était plus difficile : il put cependant retourner à son bureau, mais quelques heures après, pendant qu'il était assis sur une chaise, il se sentit comme paralysé et se trouva si mal qu'on fut forcé de le ramener chez lui en voiture. Arrivé dans sa chambre, il put se tenir debout, se déshabilla et se coucha. Le lendemain, il se sentit mieux, mais le surlendemain, on envoya chercher M. Jackins. Quand M. Jackins le vit, le jeudi 16 mars, le pouls était à 60, la langue était sèche, et les pupilles dilatées : il ne ressentait pas de douleurs, mais les jambes étaient paralysées. Il y avait de la constipation ; la miction était naturelle. Ce qui frappa surtout M. Jackins, ce fut une expression particulière du visage, quand le malade parlait, un sourire sans cause, comme si les muscles de la joue étaient légèrement attaqués. Ce sourire ne dura que quelques secondes et ne reparut plus.

A ce moment, le malade parlait assez facilement, mais sa langue lui paraissait attachée dans la bouche. La déglutition était facile.

M. Jackins prescrivit 2 milligrammes de strychnine toutes les 4 heures.

Le vendredi 17, le pouls était à 70 et l'état général du malade était pire.

Le samedi 18, la gravité des symptômes avait augmenté. Le pouls était à 90 ; le malade avalait avec difficulté ; il se trouvait mal dans son lit et préféra s'asseoir dans un fauteuil. M. Jackins appela alors M. Newton, et ces messieurs m'envoyèrent chercher vers 3 ou 4 heures de l'après-midi.

J'ai trouvé le malade dans son lit, couché sur le côté gauche, les membres inférieurs complétement paralysés, et les membres supérieurs partiellement. Il pouvait remuer le bras droit, mais n'avait pas assez de force pour me serrer la main. Son intelligence était intacte, il ne se plaignait pas de douleurs. La paralysie portait seulement sur le mouvement. La sensibilité était intacte.

La respiration était lente et laborieuse, le pouls était à 120, la langue sèche, la température normale. La parole était naturelle, mais lente, comme si le malade éprouvait quelques difficultés non pas à choisir ses mots, mais pour les articuler. Il éprouvait de la difficulté à aller à la selle, mais il urinait facilement. Il y avait peut-être un peu d'incontinence. La déglutition était impossible depuis quelques heures : mais le sens du goût était intact. La paralysie motrice suivait une marche ascendante. Les douleurs avaient complétement cessé.

Ainsi paralysie complète des branches motrices des nerfs vertébraux, avec conservation de la sensibilité; absence totale de la douleur. Intelligence intacte, le malade ne se rendant pas compte de la gravité de son état, tels sont en résumé les symptômes que nous observions.

La seule différence entre le cas actuel et les symptômes observés chez les animaux soumis aux expériences, c'est qu'ici les symptômes sont causés par l'inflammation des fibres nerveuses, tandis que chez les animaux ils sont produits par les poisons. Le bonia, le curare et le woorara sont les agents toxiques qui agissent le plus puissamment dans ce sens. Plus particulièrement le woorara, qui produit une paralysie complète du mouvement, tout en laissant intactes la sensibilité et l'intelligence.

La paralysie motrice a suivi chez nous une marche progressive :

1° Au début, la paralysie, limitée aux membres inférieurs, était due à une altération des nerfs de la queue de cheval au niveau du sacrum.

2° La paralysie des muscles abdominaux montre que la portion lombaire avait été ensuite atteinte.

3° Puis survint la paralysie des muscles intercostaux inférieurs indiquant la lésion de la portion dorsale de la moelle.

4° Au moment de notre visite, il était constant que la partie inférieure de la portion cervicale de la moelle commençait à être prise, et, ce qui le démontrait, c'était :

a. L'existence d'une paralysie partielle des membres inférieurs ;

b. La gêne de la respiration; l'expiration étant rendue difficile par la paralysie des muscles abdominaux et l'inspiration par la paralysie des intercostaux.

5° La déglutition est devenue plus difficile; la voix s'est éteinte.

De l'ensemble de tous ces symptômes il était évident pour nous que le malade n'avait que quelques heures à vivre, car on sait qu'aussitôt que la portion médiane et la région cervicale de la moelle est atteinte, le nerf phrénique est paralysé.

Nous fîmes donner au malade de l'eau-de-vie, du bouillon et

de la belladone; nous employions ce dernier médicament comme décongestionnant la moelle. Le malade avait pris douze doses de strychnine.

La conservation complète de la sensibilité avec une paralysie aussi étendue du mouvement nous surprit beaucoup.

Le malade succomba deux heures après notre consultation et on fit l'autopsie le lendemain.

Autopsie. — Vingt et une heures après la mort, rigidité cadavérique très-marquée.

Les muscles périvertébraux étaient très-congestionnés.

Moelle épinière.— Vaisseaux superficiels congestionnés. Entre la portion inférieure de la huitième vertèbre dorsale et la première lombaire, la surface du cordon antérieur de la moelle était parsemée de petites éminences hémisphériques et molles, du volume d'une graine de moutarde. En quelques endroits ces éminences étaient isolées, sous d'autres réunies en groupes. En faisant une section de la moelle au niveau de la neuvième vertèbre dorsale, on trouva que la substance était ramollie et vascularisée. Une coupe de la surface ramollie du cordon antérieur fut examinée au microscope sans autre préparation et sans couvrir l'objet (afin d'éviter la compression). On constata que les fibres nerveuses étaient en très-mauvais état. A peu d'exceptions près, il était impossible de distinguer le cylindre-axe de la substance médullaire qui était plissée et granuleuse.

Dans toute l'étendue du *conis medullaris* et de la partie inférieure du renflement lombaire, il n'y avait pas d'altération de structure visible, soit dans la substance blanche, soit dans la substance grise, et, au milieu du même renflement lombaire, la seule apparence morbide était une congestion considérable de la pie-mère avec ramollissement de la surface des colonnes antérieures comprenant les racines antérieures des nerfs vertébraux; entre ces racines quelques-unes des fibres des colonnes antérieures de la cervelle avaient subi la dégénérescence grise, ainsi que quelques endroits des colonnes latérales.

Le tissu conjonctif périmédullaire avait augmenté d'épaisseur. La surface des colonnes postérieures immédiatement au-dessous de la pie-mère ainsi épaissie n'avait point échappé au ramollissement.

Au niveau des premiers nerfs lombaires, la substance grise de la moelle de chaque côté du canal médian commençait à se ramollir autour des vaisseaux.

Un long tractus demi-fluide s'étendait à gauche d'avant en arrière à travers une grande partie de la corne postérieure et tout le long de la moelle de bas en haut dans l'étendue d'un pouce; après quoi, il disparaissait complétement. Immédiatement au-dessus de ce point, la portion profonde de la colonne postérieure du même côté présentait un tractus considérable irrégulier et fluide, dans lequel les fibres nerveuses étaient en partie ramollies.

Des sections transversales faites à ce niveau montrèrent deux canaux centraux au lieu d'un seul, entourés chacun par une couche régulière d'épithélium cylindrique et séparés par une autre masse de cet épithélium. Cette apparence, quoique rare, ne doit pas être considérée comme un résultat de l'affection.

Au niveau du douzième nerf dorsal, la substance grise entourant un vaisseau sanguin du côté droit du canal et à la base de la colonne postérieure, était réduite à un état fluide granuleux, et en faisant des sections un peu plus haut, on trouve une lésion semblable sur la partie gauche correspondante.

Au fond des sillons antérieurs de la moelle on voyait la commissure antérieure ramollie. La surface de la colonne postérieure était aussi ramollie, ainsi que la colonne antérieure. Mais cette dernière avait beaucoup plus souffert. De tous côtés la piemère était congestionnée.

Les lésions diminuaient de bas en haut, de sorte qu'au niveau de ces parties supérieures la onzième dorsale, on ne constatait de lésions ni dans la substance grise ni dans la substance blanche.

Au niveau de la dixième dorsale, la lésion consistait en un ramollissement des cordons antérieurs, la substance grise était seulement congestionnée.

Au niveau de la neuvième dorsale, les lésions précédemment directes se montrèrent de nouveau sous la substance grise sur les côtés du canal central et à la base des cornes postérieures, tandis que toute la surface des colonnes blanches (surtout des antérieures) était ramollie.

En remontant vers la partie supérieure de la moelle, ces changements de structure diminuèrent, de sorte que toute l'étendue
des deux tiers supérieurs de la région dorsale était peu malade.

La plus grande partie du renflement cervical ne présente pas
d'apparence anormale, sauf un peu de congestion. La pie-mère
était vascularisée surtout au niveau des colonnes antérieures.
A ce niveau, les racines des nerfs étaient entourées d'une exsudation granuleuse.

Mais au tiers supérieur de cette région, plusieurs vaisseaux
situés dans la substance grise de chaque côté du canal central
et dans la commissure postérieure, étaient entourés d'une exsu
dation granuleuse qui s'étendait en haut, augmentant un peu
d'épaisseur jusqu'à son arrivée au niveau du deuxième nerf cervical.

A ce même niveau, les parties profondes des colonnes postérieures étaient considérablement ramollies, et les racines antérieures des nerfs étaient, dans quelques endroits, enveloppées
par une exsudation granuleuse.

Là, au-dessus du premier nerf cervical, la substance nerveuse
était intacte. Toute l'étendue de la moelle allongée et le quatrième ventricule étaient parfaitement sains.

Dans un travail plus récent, publié par M. U. Chalvet (1), on trouve aussi une observation de paralysie
ascendante aiguë, due à Kiener, moins probante peut-
être, mais où l'on rencontre les lésions suivantes à
l'autopsie :

La moelle est très-congestionnée surtout au niveau
du renflement lombaire ; à la cuisse et au même niveau
la substance grise apparaît avec une coloration jaune
mi-orangée, et cette coloration est plus vive au niveau
des cornes antérieures de la substance grise que dans
les parties postérieures. A l'examen microscopique on

____

(1) CHALVET. *De la paralysie ascendante aiguë.* Thèse de Paris, 1871.

ne constate aucune altération de la substance corticale ;
la substance grise des cornes antérieures de la moelle
lombaire présente à l'état frais : 1° un très-beau lacis
réticulé de la névroglie renfermant des noyaux et des
cellules ; 2° pas d'altération du réseau capillaire ; 3° un
liquide jaunâtre dans les mailles du reticulum de la
névroglie ; 4° les tubes nerveux ne paraissent pas altérés ; 5° les cellules nerveuses ont une coloration jaunâtre, elles paraissent tuméfiées, plus transparentes
qu'à l'état normal ; le protoplasma montre des granulations suspendues dans un liquide jaunâtre.

Dans ces deux faits, comme dans des cas analogues,
nous pensons qu'il s'agit là de véritables myélites centrales généralisées portant plus spécialement sur la substance grise, et en particulier sur ses prolongements
antérieurs ; nous n'avons donc pas ici de diagnostic
différentiel à établir.

A côté de ces observations il faut en placer d'autres
que l'on a recueillies sous le même titre de paralysie
ascendante aiguë et qui se rapprochent par bien des
points de ces paralysies que le professeur Gubler (1)
a désignées sous le nom de paralysies asthéniques dif-
fuses des convalescents et qui leur sont quelquefois
identiques. Dans ces cas on ne trouve aucune lésion
du côté de la moelle, et l'on ne peut invoquer ici l'insuffisance de l'examen histologique, puisque dans l'observation de Lévi (2) cet examen a été fait par Cornil et
que, pour un autre fait, c'est Hayem (3) qui en a donné

(1) GUBLER, *Archives gén. de méd.*, 1860-1861.
(2) LÉVI. *De la paralysie ascendante aiguë.* Archives gén. de méd.,
1865, p. 128.
(3) HAYEM. *Soc. méd. d'observation*, 2ᵉ série, t. II, p. 147.

la relation. Pour ce groupe, on trouve quelques signes diagnostiques importants : ce sont l'absence de mouvements convulsifs spontanés ou réflexes, l'intégrité assez fréquente de l'irritabilité électro-musculaire, le peu d'altération de la sensibilité, l'absence des troubles trophiques (eschares et altération des urines). Ce sont là des points importants et qui peuvent permettre d'établir le diagnostic; mais, je le répète, ce diagnostic sera souvent difficile, puisqu'il s'agit d'une affection peu connue et mal délimitée, comme on peut s'en convaincre par la lecture des observations publiées par Ollivier d'Angers (1), Brochin (2), Liégard (3), Vilks (4), Labadie-Lagrave (5), O. Bayer (6).

Méningite. — C'est là, comme le fait très bien remarquer Jaccoud au sujet du diagnostic différentiel, une subtilité ou une question de prépondérance, car, dans un très grand nombre de cas, la méningite est unie à la myélite. Cependant nous avons vu des myélites centrales aiguës ne pas s'accompagner de phlegmasie des méninges, et l'on peut alors établir un diagnostic sur les bases suivantes : Dans la méningite, les douleurs rachidiennes sont beaucoup plus vives et présentent ce caractère que si elles ne sont pas augmentées par la pression, elles le sont constamment par les mouvements que l'on fait exécuter au rachis.

(1) OLLIVIER D'ANGERS. *Loc. cit.*, t. II, p. 51 et 48.

(2) BROCHIN. *Gazette des hôpitaux.*, août 1871.

(3) LIÉGARD. *Gazette des hôpitaux*, 1859.

(4) VILKS. *Lect. on paraplegia.* Med. Times and Gaz., oct. 1868.

(5) LABADIE-LAGRAVE. *Gazette des hôpitaux*, 1869, p. 585.

(6) BAYER. *Arch. de Heslk*, t. XI, p. 105; *Arch. générales de méd.*, p. 741, déc. 1869.

Les phénomènes paralytiques sont beaucoup moins accusés que dans la myélite et, en revanche, les contractions sont beaucoup plus fréquentes ; les douleurs dans les membres sont aussi plus vives ; les troubles trophiques ne s'observent pas dans la méningite aiguë ; les eschares y sont rares ; les troubles urinaires peu fréquents ; la contractilité électrique des muscles est conservée jusqu'an dernier moment.

Les symptômes généraux fébriles, qui existent dans les deux maladies, paraissent beaucoup plus accusés dans la méningite que dans la myélite, et l'on voit souvent dans cette première affection le pouls dépasser cent vingt pulsations. Enfin la guérison, lorsqu'elle se produit, ne s'accompagne pas de ces désordres irrémédiables que nous constatons dans la myélite aiguë, même partielle.

Congestion de la moelle. — Les mêmes remarques, que nous avons faites à propos de la méningite, s'appliquent aussi à la congestion de la moelle, car, très-fréquemment, ces deux états pathologiques, congestion et inflammation, se produisent en même temps dans la moelle, et nous avons indiqué dans l'anatomie pathologique que la myélite aiguë était accompagnée, dans l'immense majorité des cas, d'une congestion plus ou moins marquée de la moelle.

Le diagnostic se base ici surtout sur la marche des accidents, la congestion amenant des troubles fonctionnels qui paraissent et disparaissent avec la plus grande facilité et ne laissent pas après eux des symptômes paralytiques persistants.

On observe rarement dans la congestion des troubles trophiques, quoique Brown-Sequard ait prétendu que les eschares au sacrum ou aux fesses se rencontrent souvent dans ces cas. Pour cet auteur, les mouvements réflexes seraient perdus dans les cas de paralysie produite par la congestion médullaire. Ce fait paraît en contradiction avec les assertions de la plupart des médecins, qui affirment, au contraire, que ce pouvoir réflexe est conservé. La douleur lombaire est très-peu marquée, la paraplégie incomplète et présentant ce caractère particulier qu'elle augmente lorsque le malade est resté longtemps dans le décubitus dorsal.

Hémato-myélie. — La brusque apparition de la paraplégie dans l'hémorrhagie intra-médullaire est un des points communs qui unissent cette affection avec la myélite aiguë. Certains auteurs (1) même ont voulu que le plus grand nombre des faits d'hémato-myélie ne fussent que des cas de phlegmasie aiguë de la moelle, et pour défendre cette opinion, ils se sont basés sur trois ordres de faits : d'abord sur l'anatomie pathologique et, en particulier, sur les cas où l'on observe, en même temps qu'un foyer hémorrhagique, un foyer de ramollissement, comme dans les observations de Grisolle (2) et de Durian (3); ils se demandent, dans ces cas, si l'hémorrhagie n'est pas un fait secondaire et consécutif au ramollissement.

Ils se fondent aussi sur la rareté des altérations des capillaires de la moelle, anévrysmes miliaires (dégéné-

(1) KOSTER. *Die pathog. der apoplexie medullae spinali, in.... da,* 1869, p. 698, n° 44.

(2) GRISOLLE. *Observations de maladies de la moelle épinière.* Revue hebd. des progrès des sciences médic., 1836.

(3) DURIAU. *De l'apoplexie de la moelle épinière.* Union médicale, 1859.

rescence athéromateuse), altérations qui sont le point de départ des accidents apoplectiques dans le cerveau.

Ils invoquent enfin les faits cliniques où pendant la vie tout faisait présager la possibilité d'une hémato-myélie et où l'autopsie n'a montré qu'un ramollissement aigu.

Pour ma part, j'ai pu observer un de ces faits à l'hôpital Necker, dans le service de M. Delpech, en 1865.

Obs. XIV. — Il s'agissait d'un carrier qui fut pris subitement, sans perte de connaissance, au milieu de son travail, d'une paralysie complète de la sensibilité et de la motilité de tout le corps, sauf la tête et le cou. La vessie et le rectum étaient paralysés, il n'existait aucune contraction, la respiration était lente et pénible, le diaphragme seul y prenait part; l'intelligence était parfaite. On porta le diagnostic d'hémorrhagie de la moelle à l'union de la portion dorsale et de la portion cervicale. Trois jours après, cet homme succombait aux progrès de l'asphyxie; à l'autopsie, on ne constatait aucune trace d'hémorrhagie, mais bien un ramollissement ayant détruit complétement la moelle au niveau du renflement dorsal. L'examen histologique ne fut pas fait.

Toutes ces raisons peuvent diminuer le nombre réel des cas d'hémato-myélie, mais elles n'empêchent pas qu'il existe des faits positifs d'hémorrhagies intra-médullaires. Dans une des dernières séances de la Société de Biologie, Henri Liouville, qui avait déjà constaté la présence des anévrysmes miliaires (1) dans le parenchyme médullaire, montrait un cas où ces mêmes anévrysmes avaient été le point de départ d'une hémato-myélie. Je ne veux pas d'ailleurs m'étendre plus lon-

(1) Henri Liouville. *Des anévrysmes miliaires.*

guement sur ce sujet, laissant à mon compétiteur et ami
Hayem (1) le soin d'élucider ce point spécial de la pathologie de la moelle.

Hématorachis. — Quant à l'hémorrhagie qui se fait
dans l'intérieur du rachis, nous serons plus bref encore
sur ce point, la paraplégie rapide étant un phénomène
rarement observé (2) et l'éruption du sang dans la cavité
spinale déterminant une méningite qui donne à l'ensemble des symptômes un caractère tout particulier.

Ramollissement aigu non inflammatoire. — Cette
question du ramollissement non-phlegmasique est encore
à l'étude.

Lorsqu'on compare d'une façon générale les lésions
du cerveau avec celles de la moelle, on est frappé par
ce fait que, tandis que les ramollissements cérébraux
par altération des vaisseaux sont la règle habituelle,
et les ramollissements inflammatoires l'exception,
la proposition inverse s'applique au contraire à
la moelle, où dans l'immense majorité des cas, le
ramollissement a pour origine un processus phlegmasique.

Est-ce à dire qu'il ne puisse exister dans la moelle
des ramollissements emboliques? Nous ne le pensons
pas. Les expériences si concluantes du professeur
Vulpian (3), les faits de Panum (4), les observations de

<hr>

(1) Hayem. *Des hémorrhagies intra-rachidiennes.* Thèse de concours
de 1872.

(2) Jaccoud. *Loc. cit.*, p. 232.

(3) Vulpian. *Sur la durée de la persistance des propriétés des muscles, des nerfs et de la moelle épinière après l'interruption du cours du
sang dans ces usages.* Gaz. hebd. de méd., 1861, t. VIII.

(4) Panum. *Experimentelle Untersuchungen zur Physiologie und
Pathologie des Embolis Transfusion, etc.* Berlin, 1864.

Prévost et Cotard (1), surtout les vivisections plus récentes de Tillaux (2), nous montrent, en effet, que, chez les animaux, on peut déterminer des ramollissements de la moelle par embolie; si, chez l'homme, les oblitérations vasculaires n'ont pas été observées, il ne faudrait pas en conclure qu'elles n'existent pas, mais invoquer au contraire la difficulté de pareilles recherches et l'insuffisance de nos moyens d'investigation.

Les détails dans lesquels nous venons d'entrer montrentsuffisamment que, dans l'état actuel de la science, il est impossible d'indiquer les différences cliniques qui séparent la myélite aiguë du ramollissement aigu de la moelle. C'est encore là une question qui ne pourra trouver une solution que dans des recherches ultérieures.

Hystérie. — Hardy et Béhier (1) ont signalé la confusion qui pouvait être faite dans certains cas entre la myélite aiguë et certains phénomènes hystériques. C'est là un fait parfaitement conforme à l'observation clinique et, pour notre part, nous avons pu observer dernièrement à l'Hôtel-Dieu, dans le service de M. Vigla que nous avons l'honneur de suppléer en ce moment, un cas fort curieux où des manifestations hystériques multiples pouvaient donner le change sur la véritable nature de la maladie et faire croire à une myélite.

Voici d'ailleurs la relation de ce fait.

(1) PRÉVOST et COTARD. *Du ramollissement cérébral*, 1866.

(2) TILLAUX, en 1869, a fait à l'amphithéâtre des hôpitaux des expériences fort curieuses sur les animaux. Elles consistaient à faire des injections d'air dans le bout périphérique de l'artère crurale d'un chien : il se produisait aussitôt une paralysie du train postérieur et on trouvait à l'autopsie une destruction presque complète de la moelle lombaire avec ramollissement du tissu.

Obs. XV. — *Embarras gastrique.* — *Douleurs vives au rachis,
symptômes de la sensibilité et des mouvements.* — *Hystéro-
épilepsie.*

Observation recueillie par M. Campexon, interne du service.

Le 20 mars 1872, entrait à l'Hôtel-Dieu, dans la salle Sainte-
Anne, n° 29, la nommée Stéphanie D... Elle est âgée de
vingt-neuf ans et coloriste.

Elle accuse des douleurs le long du rachis, surtout au niveau
de la région lombaire; douleurs très-vives empêchant presque
tout mouvement. Le long des membres inférieurs il existe
des douleurs à forme fulgurante alternant avec une sensation
d'engourdissement prononcée, surtout à la plante des pieds, et
que la malade compare à la sensation d'une semelle de liége.
Quelques douleurs en ceinture le long du trajet des nerfs abdominaux et génitaux. Rien aux membres supérieurs.

Perte de l'appétit. Langue blanche. Etat fébrile peu intense.
Tous ces phénomènes auraient débuté il y a une huitaine de
jours.

En présence de ces renseignements et des signes physiques
que nous allons signaler, on pouvait songer à une myélite.

On trouve, en effet, outre l'état fébrile, que la pression et la
percussion sont très-douloureuses au niveau des apophyses
épineuses des deux premières lombaires. On constate en même
temps des troubles de sensibilité (anesthésie légère et analgésie)
sur les membres inférieurs. La miction et la défécation sont
difficiles.

Mais si l'examen est plus approfondi on arrive à des résultats
tout différents au point de vue du diagnostic.

Sans doute la poussée douloureuse à laquelle on assiste ne
remonte qu'à huit jours; mais il y en a déjà eu d'analogues qui
nécessitaient son entrée, en 1870, dans le service de M. Gué-
neau de Mussy.

Si les deux membres inférieurs ont perdu de leur sensibilité,
c'est surtout sur celui de droite que ce fait est prononcé, et il
coïncide avec une hémiplégie sensitive.

Au sommet de la tête, la pression révèle un siége d'hypéresthésie aussi prononcé et même plus qu'à la région lombaire.

D'ailleurs, cette femme est nerveuse, de son aveu, et si elle n'accuse pas de sensation de boule, elle a une sensation de pharyngisme très-spécial.

Le diagnostic est donc le suivant : embarras gastrique chez une femme offrant des manifestations multiples de sensibilité et de motilité de nature hystérique.

La marche des accidents vient confirmer ce diagnostic. La fièvre disparue, les phénomènes nerveux prirent une grave généralisation. On peut constater alors une perte de la sensibilité dans la face et le côté droit ; les sens sont émoussés. Enfin la malade est prise, lors d'une des visites du matin, d'une attaque manifeste d'hystéro-épilepsie. Le bromure de potassium a calmé tous ces accidents. L'état de la malade est très-amélioré aujourd'hui.

Comme on le voit par la lecture de cette observation, les phénomènes paralytiques qu'offrait la malade dans les membres inférieurs, la douleur si vive que réveillait la pression du rachis, la coexistence de tous ces symptômes avec la fièvre, tout cela pouvait faire croire à une myélite aiguë; mais une analyse plus attentive des symptômes a permis de faire la part de chacun des éléments morbides et de ne voir, dans ce cas, qu'un embarras gastrique chez une hystérique.

Diagnostic du siége. — Il ne suffit pas d'avoir séparé les myélites des autres affections qui peuvent présenter avec cette maladie des points communs, il faut encore préciser le siége de la lésion.

On a ici deux questions à résoudre :

1° A quelle hauteur de l'axe spinal se trouve placé l'altération dans les myélites partielles?

2° Quel est le département de la moelle qui a été envahi?

La réponse à la première question est généralement facile, il suffit de se reporter aux symptômes que nous avons signalés dans la description de la maladie pour résoudre ce premier point du problème. Nous ne nous y appesantirons pas ici.

La seconde question présente de sérieuses difficultés qui proviennent de deux sources différentes :

Le processus inflammatoire détermine, en effet, dans la moelle, et des symptômes d'excitation et des phénomènes de destruction ; l'on comprend, selon la prédominance de l'une ou de l'autre de ces phénomènes, que l'ensemble symptomatique puisse être différent, quoique dépendant toujours d'une même origine phlegmasique.

L'autre cause d'obscurité résulte de la relation de certains faits où l'on trouve l'anatomie pathologique complétement en désaccord avec les symptômes. Jaccoud(1) n'a-t-il pas cité des observations où l'on a pu constater des ramollissements périphériques dans une étendue de cinq à six vertèbres et où les malades n'avaient présenté aucun symptôme de paralysie? Mais, ici, l'exception confirme la règle, et nous voyons le plus souvent les altérations concorder avec les symptômes; ce rapport intime est tel qu'il est un des moyens les plus sûrs d'éclairer l'étude de la physiologie de la moelle. Dans ce cas, la clinique donne à la physiologie des indications positives et de beaucoup supérieures à celles fournies par l'expérimentation sur les animaux. Voyez ce qui se passe dans cette myélite des cellules nerveuses

(1) JACCOUD. *Loc. cit.*, p. 524.

motrices où le mouvement seul est frappé, où l'atrophie
correspond au groupe de cellules détruites, où la sensibilité est toujours intacte? Quel est l'expérimentateur
qui pourrait ainsi, chez les animaux, détruire à volonté
et aussi sûrement, tel ou tel élément de la moelle? Ainsi
la localisation de l'inflammation à certains éléments de
l'axe médullaire permet de reconnaître le jeu de ces
derniers.

Nous ne pouvons entrer ici dans tous les détails physiologiques que comporte la discussion de ce point de la
question et je renverrai, pour cette étude, aux ouvrages
de Brown-Sequard (1) et de Jaccoud (2). Nous ne voulons
signaler que l'importance considérable de la substance
grise de la moelle ; en effet, nous avons vu que lorsque
ces cellules antérieures étaient détruites, il en résul-
tait la paralysie et l'atrophie ; lorsque les autres points
sont atteints à leur tour, non-seulement la sensibilité
disparaît, mais encore il survient cet ensemble de troubles trophiques qui donne aux affections de la moelle
un cachet particulier. C'est aussi la connaissance de la
plus ou moins grande étendue des lésions de cette
substance qui est le point capital du diagnostic des
myélites partielles et, dans la plus part des cas, on atteindra le but proposé par une analyse minutieuse et
attentive des signes fonctionnels ; déjà dans la symptomatologie nous nous sommes arrêté sur ce point, nous n'y
reviendrons pas.

Le diagnostic de la myélite aiguë, localisée aux cellules antérieures de la moelle, présente quelques consi-

<hr>

(1) BROWN-SEQUARD. *Loc. cit.*
(2) JACCOUD. *Loc. cit.*

dérations intéressantes que nous aborderons brièvement ici.

L'ensemble symptomatique de cette affection est si nette, que le plus souvent l'erreur n'est point possible. Duchenne (de Boulogne) (1), a signalé une série d'éléments de diagnostic qui, pour lui, ne font jamais défaut dans cette affection, ce sont les suivants :

1° Début subit de la paralysie avec ou quelquefois sans fièvre, avec ou sans convulsions.

2° Paralysie complète et en masse au début, allant en diminuant et se localisant ensuite dans un plus ou moins grand nombre de muscles.

3° Contractilité affaiblie dès la première période dans les muscles paralysés en raison directe du degré de la lésion de leur innervation ; retour, après un certain temps (après la période paralytique), de cette contractilité électrique dans les muscles ou portions de muscles dont le tissu n'a pas été altéré.

4° Déformation partielle et variée des membres dans une période très-avancée, consécutivement aux troubles occasionnés dans l'équilibre de leurs forces toniques musculaires de développement du système osseux dans les régions où l'innervation a fait défaut.

A ces signes, qui permettent en effet de distinguer cette myélite aiguë des autres affections de la première enfance, il nous semble que l'on peut joindre les symptômes suivants : la conservation de la sensibilité cutanée, l'absence de troubles du côté de la vessie et du rectum, et enfin, sauf l'atrophie des muscles et des os, l'apparition d'aucun autre trouble trophique.

(1) DUCHENNE (DE BOULOGNE). *De l'électrisation localisée*, 3ᵉ édition, 1870, 1ʳᵉ partie, p. 419.

Comme on le voit, Duchenne (de Boulogne) fait jouer un rôle très-important, pathognomonique même, au point de vue du diagnostic, à la contractibilité électrique ; Bouchut (1), Laborde (2) et d'autres médecins se sont élevés contre cette règle qu'ils trouvent trop générale, et qui, pour eux, serait sujette à quelques exceptions. Cependant nous pensons que le signe donné par Duchenne se trouve confirmé dans l'immense majorité des cas.

C'est donc grâce à tous ces signes que l'on pourra séparer la myélite aiguë des cornes antérieures, non-seulement des autres variétés de phlegmasie de la moelle, mais encore des phénomènes paralytiques qui peuvent se montrer dans le jeune âge et qui surviennent le plus souvent dans la convalescence de la diphthérie ou des maladies fébriles. Laborde a montré que le problème devenait plus difficile lorsqu'il faut, dans certains cas, séparer les symptômes de paralysie provenant d'une lésion du cerveau de ceux que détermine la lésion spinale. En effet, si, le plus ordinairement, il n'existe aucun trouble du côté de l'intelligence chez les enfants atteints de myélite aiguë, si la paralysie se localise rarement à une moitié du corps, il n'en est pas moins vrai qu'il existe des cas complexes où l'on voit survenir ces deux ordres de symptômes paralytiques, ceux dus à la moelle et ceux dus au cerveau, et l'on comprend que, dans ces cas, il soit difficile de faire la

(1) BOUCHUT. *De la nature et du traitement des paralysies essentielles de l'enfance.* Union médicale, n°ˢ 130-131-134, 1867.

(2) LABORDE. *De la paralysie essentielle de l'enfance*, 1864, p. 144 ; *loc. cit.*, p. 161.

part de chacun de ces éléments morbides. Mais ce sont là des cas tout à fait exceptionnels et qui ne détruisent en rien la valeur des indications diagnostiques que nous avons signalées plus haut.

PRONOSTIC

De quelque côté qu'on examine la question de la myélite aiguë, le pronostic en est toujours grave, et nous avons vu que dans sa forme la plus atténuée et la plus partielle, celle qui porte sur les cellules antérieures de la moelle, cette myélite laissait après elle des troubles qui persistent pendant toute la vie.

La mort est la terminaison inévitable de la myélite aiguë généralisée, et elle survient à une époque plus ou moins rapprochée du début, selon la rapidité de la marche ascensionnelle de l'inflammation: nous avons décrit, en étudiant la succession des symptômes, par quel ensemble de phénomènes se produisait la mort ; nous avons signalé aussi l'apparition des troubles trophiques (gangrène, troubles urinaires) qui viennent encore par leur présence, augmenter la gravité du pronostic.

Dans la curieuse observation (obs. XI) de Lannelongue, on voit survenir à la suite de la plaie de la moelle et de la colonne vertébrale, un emphysème sous-cutané très-étendu. Ce chirurgien attribue ce symptôme à la septicémie, mais il reconnaît que la destruction de la moelle, en occasionnant la production de grangrènes multiples, a favorisé aussi le développement de cet empoisonnement du sang. C'est donc là, comme on le voit, un élément de pronostic qu'il faut mettre en ligne de compte, lorsqu'il s'agit de plaies du rachis.

Dans les myélites partielles, lorsque le travail inflammatoire s'est apaisé, il reste à sa suite, comme nous le savons, des infirmités incurables ; cependant on a prétendu que dans certains cas, les éléments nerveux pouvaient se reconstituer, et la moelle reprendre ainsi son intégrité première. Cette régénération qui n'a été observée que chez les animaux inférieurs par Masius et Vanlair (de Liége) (1) est tout hypothétique chez l'homme.

Le pronostic de ces myélites partielles dépend d'ailleurs du siége et de l'étendue de la lésion. On comprend facilement que plus la myélite atteindra des points élevés de l'axe spinal, plus graves aussi seront les conséquences de cette lésion. Quant à l'élément de la moelle atteint par l'inflammation, nous avons montré l'influence considérable, prédominante, de la substance grise, comparée à la substance blanche. On peut tirer de ce fait une conclusion importante, au point de vue du pronostic ; c'est que la myélite sera d'autant plus grave qu'elle envahira un champ plus vaste de la substance grise, tandis qu'au contraire, les phénomènes paralytiques seront à peine appréciables, et même nuls (Jaccoud), si l'inflammation n'atteint que la circonférence de la moelle.

La myélite aiguë des cornes antérieures (paralysie spinale de l'enfance), présente certains éléments de pronostic qu'il faut signaler ici.

Comme la mort n'est jamais la conséquence des phé-

---

(1) MASIUS et VANLAIR. *Gaz. médicale*, 1870, n° 13.

nomènes inflammatoires de cette variété de myélite, l'importance du pronostic porte tout entière sur la connaissance des muscles ou des groupes musculaires sur lesquels va porter la paralysie et qui vont devenir le siége d'une atrophie graduelle qui déterminera à son tour des difformités indélébiles ; la gravité du pronostic, dans ce cas, dépend le plus souvent moins du nombre que de l'importance fonctionnelle des muscles qui sont plus ou moins profondément atteints dans leur nutrition (Duchenne de Boulogne), et rien cependant dans le début, ni l'intensité de la fièvre ni la généralisation des phénomènes paralytiques ne permet de reconnaître quels sont les muscles qui s'atrophieront consécutivement.

Duchenne (de Boulogne) a beaucoup vanté l'exploration de la sensibilité électrique pour prévoir cette localisation, mais il reconnaît lui-même que ce moyen donne des résultats différents aux différentes périodes de la maladie : dans la période paralytique, il annonce seulement que le muscle est menacé dans sa nutrition, et, dans la période d'atrophie, qu'il est altéré dans sa texture.

Mais ce sont là des considérations qui s'éloignent de notre sujet, puisqu'elles s'adressent aux formes chroniques de la myélite.

TRAITEMENT

Ce chapitre sera malheureusement un des plus courts de ce travail.

D'après ce qui précède, on a vu que la myélite aiguë était une des phlegmasies les plus graves de l'économie; généralisée, elle entraîne promptement la mort; partielle, elle laisse après elle des lésions le plus souvent incurables.

On comprend donc que, dans le plus grand nombre des cas, nos moyens thérapeutiques soient impuissants. Cependant, il est quelques indications sur lesquelles je veux insister.

Émissions sanguines. — Dès le début, il convient de s'adresser aux antiphlogistiques dont on mesure l'énergie à la résistance et à la constitution du sujet : les saignées générales, les émissions sanguines locales et surtout les ventouses scarifiées le long de la colonne vertébrale auront ici la préférence; tous les médecins sont unanimes à conseiller ce moyen thérapeutique, et même Rostan (1) aurait signalé des cas de guérison ainsi obtenue.

(1) Rostan. *Gaz. médicale de Paris*, 1846, p. 777.

Altérants. — A ces moyens, il faut joindre la médication altérante et en particulier l'emploi du calomel. On pourra donner alors ce médicament sous les formes suivantes :

> Pr. Calomel. . . . .   1 gramme.
> Diviser en 10 paquets;
> Prendre un paquet par heure.

Cette médication serait, suivant Jaccoud(1), beaucoup plus puissante que celle préconisée par Law, qui consiste à donner le calomel à dose atténuée (5 à 10 centigrammes en 10 paquets). D'autres auteurs ont conseillé les onctions d'onguent napolitain sur le rachis.

Bien que Grisolle (2) affirme que la médication mercurielle n'a d'autre résultat que d'exciter une stomatite, cause de nouveaux malaises, nous pensons que cette médication doit être employée concurremment avec les émissions sanguines vigoureusement pratiquées, et cela surtout au début de la phlegmasie médullaire. Il faudra donner le calomel plusieurs jours de suite et ne le cesser que lorsqu'on aura observé soit une salivation trop abondante, soit l'amélioration de la maladie; Hardy et Béhier (3) affirment avoir obtenu de fréquents succès par cette association du calomel et des émissions sanguines. A ces moyens thérapeutiques il faudra joindre, pour compléter le traitement, la privation d'aliments solides, les boissons douces, les laxatifs légers.

Révulsifs. — La médication révulsive a de nombreux

(1) JACCOUD. *Pathol. interne*, t. I, 8ᵉ édition, p. 488.
(2) GRISOLLE. *Pathol. interne*, t. I, 8ᵉ édition, p. 488.
(3) HARDY et BÉHIER. *Pathol. interne*, 2ᵉ édition.

partisans, mais les opinions les plus diverses ont été émises sur le choix du révulsif à employer : les uns conseillent les vésicatoires ; d'autres, avec Grisolle, préfèrent de beaucoup plusieurs cautères ou moxas appliqués sur les côtés des apophyses épineuses et au niveau de l'altération ; quelques médecins, au contraire, pensent, avec Monneret (1), qu'il faut surveiller attentivement les effets des cautères et moxas souvent plus nuisibles qu'utiles.

L'attention devra toujours être portée sur les symptômes qui résultent de la paralysie du rectum et de la vessie ; on devra combattre la première par des purgatifs souvent répétés, et s'opposer aux accidents qui résultent de la seconde en pratiquant de fréquents cathétérismes. Il faut éviter dans ces cas de laisser des sondes à demeure, car Laugier (2) a signalé que souvent la sonde s'incrustait de concrétions calcaires qui rendaient son extraction difficile.

Enfin, on a vu combien étaient fréquentes les eschares dans la myélite aiguë, et quels accidents graves elles pouvaient déterminer. On devra donc prendre les précautions les plus minutieuses pour éviter leur production, et pour cela tenir très-proprement les malades, empêcher qu'ils restent longtemps dans la même position, prévenir toute souillure, toute irritation ou contusion de la peau. S'il est nécessaire, on les changera de position à l'aide de lits mécaniques ou bien on les couchera sur un matelas d'eau.

Telles sont les principales indications que doit rem-

<hr>

(1) MONNÉRET. *Pathol. interne*, t. II.
(2) LAUGIER. *Des plaies de la moelle*, p. 79 et 84.

plir le traitement de la myélite dans sa période d'a-
cuité.

Nous avons vu que souvent les symptômes inflammatoires passaient à l'état chronique, ils réclament
alors une médication différente tout à fait en dehors des
limites de notre sujet et qui fait partie de la thérapeutique si complexe des myélites chroniques.

TABLE

Imp. Félix Malteste et Cie, 22, rue des Deux-Portes-Saint-Sauveur.

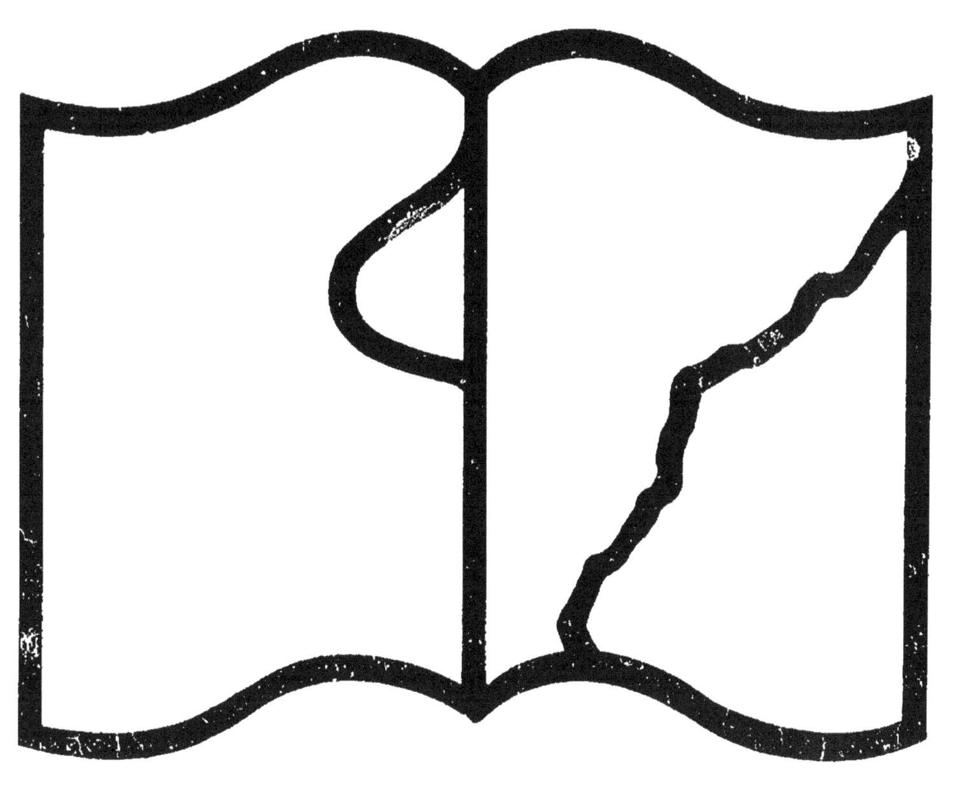

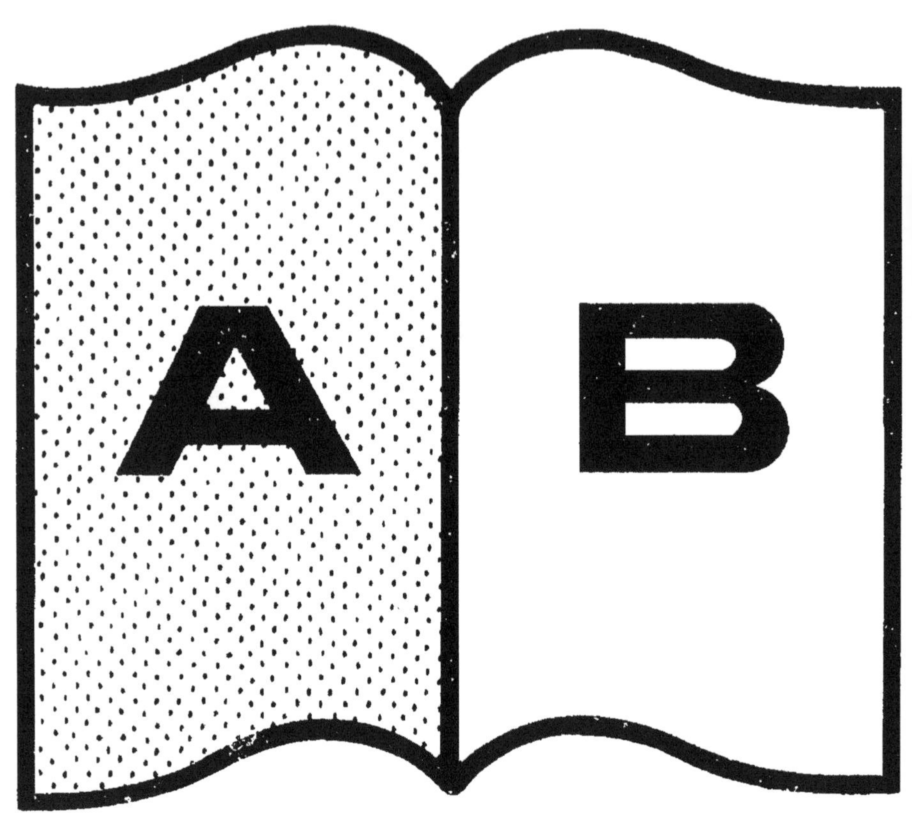

Contraste insuffisant

NF Z 43-120-14